JN115905

地域医療白書 第5号

これからの地域医療を担う人たち

～場や人をつなぐ医療人の育成時代に向けて～

自治医科大学 地域医療白書編集委員会 [編]

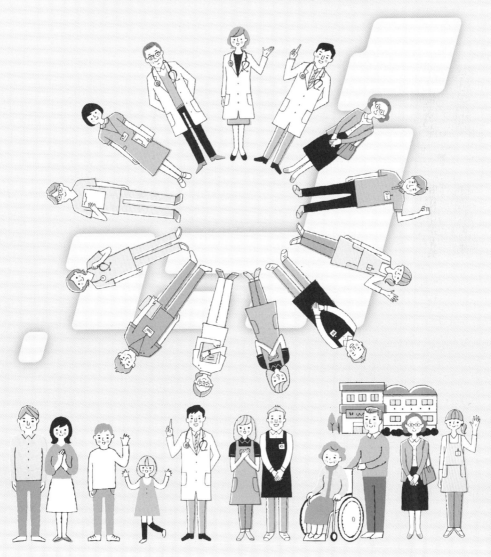

随想舎

地域医療白書第5号刊行にあたって

自治医科大学　学長

永　井　良　三

　5年ごとに発刊している「地域医療白書」第5号をお届けいたします。今回は、「これからの地域医療を担う人たち」をテーマとして、「人材育成と地域連携」を中心に白書をまとめました。折しも昨年取りまとめられた医学教育モデル・コア・カリキュラムの改訂では、「医学・歯学・薬学教育に共通するキャッチフレーズ」として、「未来の社会や地域を見据え、多様な場や人をつなぎ活躍できる医療人の育成」を掲げることになりました。これまでの医学教育は、専門医育成あるいは総合医育成に関わらず、医師としての知識や技術を中心においており、医療チームのあり方や、地域と医療の関係については必ずしも十分でなかったように思います。戦後、医師不足の中で、医療も経済もひたすら成長を続けてきたために、社会と医療の関わりをあまり考える余裕がなかったためと思われます。しかし現在、日本は急速に少子高齢化が進み、医療も経済も地域社会も持続性が懸念される時代となりました。

　コロナ禍は、社会経済だけでなく、私たちに地域医療を超えて、医療のあり方について考えさせる機会となりました。医療は地域の人々のためにあり、地域医療を確保するには、国や自治体の規則だけでなく、医療者と地域の住民、さらに行政との協働作業が必須であることを思い知らされました。またコロナ禍の背景には、急速な開発や国際化、さらに温暖化などの地球環境の変化があります。このことから、地域医療は、人と地球の健康のバランスをとりながら、人間の社会活動を営むという、「プラネタリーヘルス」の思想につながります。こうした運動が広がると、地域医療人材の育成も明確な軸ができると思います。

　第5号の白書では、総合診療、へき地医療、公衆衛生行政、看護師特定行為、在宅医療、地域枠、医療提供体制関連政策など、地域社会と医療関係者が急いで取り組まなければならない課題が取り上げられています。地球規模の視点を持ちながら、地域医療に取り組むための教材として多くの方にお勧めしたいと思います。

　本報告書をとりまとめられた自治医科大学地域医療学センターならびに関連講座、執筆された皆様、ご協力をいただいた自治体、医療機関、勤務医の関係者に心より御礼を申し上げます。

目　　次

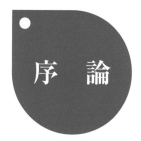

序論

「これからの地域医療を担う人たち
～場や人をつなぐ医療人の育成時代に向けて～」

松村正巳

自治医科大学地域医療学センター

【序論のポイント】

・未来の社会や地域を見据え、多様な場や人をつなぎ活躍できる医療人の養成が医学教育において提案されている。本白書では、場や人をつなぐ医療人を育成する時代における地域医療を担う人たちについて、歴史を辿り、現状の分析を試みた。総合診療、地域医療に関わる医師はもちろん、地域医療に参加する住民も地域医療を担う人たちとして取り上げる。

・地域医療の課題解決には、「自助と互助の精神」、「医療従事者・行政・住民の対話、ビジョンの共有」、「情報共有のためのICTの利活用」、「地域で働く意義の再考と環境整備」が肝要である。自助、互助の精神をもとにした公共哲学が広がりを見せれば、解決できる課題も少なくない。

「**未来の社会や地域を見据え、多様な場や人をつなぎ活躍できる医療人の養成**」。これは令和4年度改訂版医学モデル・コア・カリキュラムにおける医学・歯学・薬学教育のキャッチフレーズである[1]。私は1986（昭和61）年に自治医科大学を卒業したが、以来今日に至るまで医療を取り巻く環境は大きく変化した。極端な少子化と超高齢社会の到来、人口の過度の偏在、日本経済の長期にわたる低迷、中でも働き方改革には大きなインパクトがある。新型コロナウイルス感染症も現れた。わずか40年間の変化は想像をはるかに超えるものがあったが、この先も社会、医学と科学技術は変貌を遂げてゆくであろう。上記教育のキャッチフレーズであるが、これまでの医学教育を同じように続けるだけでは、これからの社会と医療のニーズには対応できないことを意味している。なぜなら、「困っ

ている人」が存在して、はじめて医療は起動するからである。この40年で困っている人の事情が大きく変化した。それに合わせて医療も変化を迫られている。しかし、地域において、多疾患併存患者の治療にそれぞれの臓器別専門医を確保するのは不可能である。それゆえ、総合診療専門医が19番目の専門医として制度化され、地域医療構想の中で、地域における医療連携などの再構築が進みつつある。

さて、自治医科大学では2008（平成20）年以来、毎年地域医療フォーラムを主催してきた。創立50周年を迎えた2022（令和4）年には15回目を開催した。このフォーラムでは、医療関係者、行政、住民、医学生と多彩な参加者が一堂に会し、毎回、地域の課題を議論してきた。2017（平成29）年のテーマは、「地域医療の鍵を探る～機

能分化の時代におけるホンモノの‘連携’を進めるには～」であった。フォーラムを通じてまとめられた提言は、「みんなが主体的に、地域の思いと情報を共有し、お互いに思いやる社会を目指して、垣根を越えよう」である[2]。参加者には、① 住民も含め皆が参加すること、② 情報の共有、③ 機能分化の垣根を越えるという認識が共有された。その底流には「お互いを思いやる心」がある。人・モノ・予算が希薄になる中、「自助」、「互助」という発想に基づく柔軟な行動様式が必要と認識されたのである。これは公共哲学につながる考え方である[3]。2019（令和元）年のテーマは、「地域医療の新しいかたち ～広域の連携診療システム～」であった[4]。ここでは提言を以下のようにまとめ、各自治体に発信した。「広域診療体制を構築する際の行政的視点：① 広域診療体制に対する住民との協議の機会設定、② ICT を用いた情報の共有と活用の促進、③ 地域で働く意義を高めるとともにその環境を整備する工夫」。

ここまでの鍵となる視点を整理すると、「自助と互助」、「医療従事者・行政・住民の対話、そしてビジョンの共有」、「情報共有のためICT の利活用」、「地域で働く意義の再考と環境整備」である。これらは、地域包括ケアシステム、すなわち、支援を必要としている人々を含め、誰もが地域の主体的な参加者として、住み慣れた地域で尊厳を保ちつつ安心して暮らし続けることができる仕組みの構築に欠かせない。その実現のためには、医療従事者だけではなく、多職種、住民が情報を共有し、合意形成す

る必要がある。多様な場や人をつなぎ活躍できる医療人の存在が必要なゆえんである。

この白書では、場や人をつなぐ医療人を育成する時代における、地域医療を担う人たちについて、これまでの歴史を辿り、現状の分析を試みた。総合診療、地域医療に関わる医師、地域医療を担う行政関係者と保健所の医師、特定行為に係る看護師の研修制度と地域医療に携わる看護師に加えて、地域医療に参加する住民も地域医療を担う人たちとして取り上げている。これからの地域医療のあり方を考えるときの参考の書になることを望む。特定行為に係る看護師などの新たな分野もできた一方、課題が十分に解決できていない分野も存在する。

先ほど述べたように、医療は最初に困った人がいて始まる。先人も困難な課題に取り組み、成功と失敗を繰り返し、歴史は作られてきた。自助、互助の精神、情報の共有、ICT の利活用、コミュニケーションをもとにした公共哲学が広がりを見せれば、解決できる課題も少なくない。最後に、本書は医療に関わる全ての方、さらに将来医療を目指す若い方々にお読みいただければ望外の喜びである。

第1章　総合診療に関わる医師（総合診療医）
・総合診療医とは ・諸外国およびわが国の総合診療の成り立ち ・わが国の総合診療医の現状・認知度・ニーズ ・総合診療医のあり方と課題

第2章　へき地医療に従事する医師
・へき地の医療提供体制の概要 ・へき地での医療の特徴 ・へき地医療の未来

第3章　地域枠医師
・地域枠制度の概要 ・地域枠のアウトカム ・地域枠と自治医科大学の比較

第4章　地域医療を担う公衆衛生行政の関係者
・公衆衛生の定義と公衆衛生行政 ・公衆衛生行政をつなぐ機関 　（保健所・市町村保健センター） ・地域保健に従事する保健師 ・行政機関に従事する医師

第5章　地域医療に携わる看護職と特定行為に係る看護師の研修制度
・看護師、保健師、助産師の役割と現状 ・看護職の専門性と役割拡大の現状 ・特定行為に係る看護師の活動

第6章　地域医療に参加する住民
・地域医療関連活動 ・模擬患者会 ・地域医療を守る住民活動 ・上手な医療のかかり方

第7章　在宅医療に従事する医師
・在宅医療の実際 ・都市と地方の在宅医療 ・在宅医療チームの機能化

第8章　地域医療政策と医師
・医師養成数と偏在をめぐる状況 ・今後の医療提供体制の確立に向けた取り組み ・専門医制度と地域医療

文献

1）医学教育モデル・コア・カリキュラム令和4年度改訂版. https://www.mext.go.jp/content/20230207-mxt_igaku-000026049_00001.pdf

2）地域医療フォーラム2017報告書. https://www.jichi.ac.jp/assets/pdf/community_forum/report_2017.pdf

3）永井良三. はじめに－総合学術としての地域医療. 永井良三（編）, 地域医療の将来展望, 別冊・医学のあゆみ 2020；1-2.

4）地域医療フォーラム2019報告書. https://www.jichi.ac.jp/assets/pdf/community_forum/report_2019.pdf

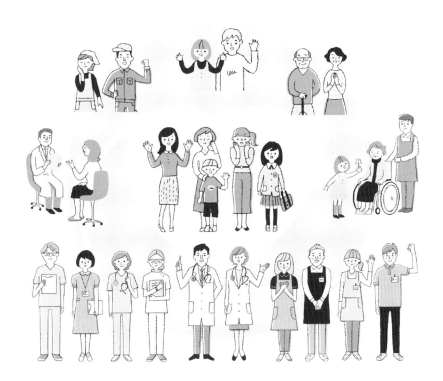

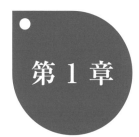

総合診療に関わる医師（総合診療医）

第 1 章

畠山修司　加藤常充　白石裕子

自治医科大学地域医療学センター総合診療部門

【本章のポイント】
・特定の臓器や領域によらず、包括的な医療や健康管理を継続的に提供できる総合診療医が一層求められている。
・最適な医療や疾病予防・健康増進の場に、人びとを適時につなぐことは、総合診療医の重要な責務である。
・良質な総合診療医の育成のために、特化した卒前・卒後教育を継続的に行う必要がある。
・総合診療がひとつの高度な専門領域として認知され、国民および医学会の双方から評価や敬意が得られる体制づくりが急務である。

1 これからの地域医療に求められる医師

　第1次ベビーブーム期（1947 ～ 1949年）に生まれた約800万人、いわゆる団塊の世代すべてが75歳を迎える2025年には、総人口の5人に1人（2,180万人）が後期高齢者となる、本格的な超高齢化社会が到来する（資料図1-1, 資料表1-1）[1]。もとより高齢者は多くの健康問題を併せ持つことから、地域での医師不足はますます深刻化することが懸念され、地域医療や介護システムのあり方も相応の変革が求められる。そこで注目されるのが、包括的な（幅広く全体をまとめて診る）医療や健康管理を継続的に提供することのできる総合診療医を、地域に適正に配置することである。人と場をつなぐ、時代に即した地域医療の充実のために、総合診療医は一層求められているのが現状といえる。

2 総合診療医とは

　総合診療医とは、特定の臓器や領域にこだわらず、その人の抱える様々な健康問題を、一定の水準で包括的かつ継続的に診療したり、予防したりすることをいわば専門とし、患者の心理社会面にも配慮した全人的医療を実践する医師である。厚生労働省の専門医の在り方に関する検討会においては[2]、「頻度の高い疾病と傷害、それらの予防、保健と福祉など、健康にかかわる幅広い問題について、わが国の医療体制の中で、適切な初期対応と必要に応じた継続医療を全人的に提供できる医師」と定義することが適当とされている。従来の領域別専門医（循環器科、呼吸器科、耳鼻科など、特定の領域を専門とする医師）が「深さ」を特徴とするのに対し、「扱う問題の広さと多様性」を特徴とする。地域の医療、介護、保健の分野において、包括ケアのリー

ダーシップを担う役割も期待され、「地域を診る医師」といったコンセプトである[2]。自治医科大学では地域医療を担う医師として総合（診療）医を提唱し、目標とする総合（診療）医像として、①内科全般の広い知識と技術を持ち、日常診療で頻度の高い疾患の診断と治療が適切にできる、②救急患者の初期対応ができる、③慢性疾患の長期管理ができる、④チーム医療の協力体制を組織・運営し、地域中核病院および診療所において診療の中心となって活動できる、⑤全人的・包括的医療、家庭と地域を視野に入れた医療を実践できる、⑥地域の行政と連携して保健・医療・福祉の資源を有効に活用し、地域住民に対して予防的指導ができる、ことを挙げている[3]。[コラム１：総合医と総合診療医]

③ イギリスおよび米国の総合診療

イギリスの医療制度では総合診療（general practice）は１つの専門領域として認知され、一次医療（プライマリ・ケア）は、専門的トレーニングを積んだ総合診療医（general practitioner：GP）を登録医師として受診する仕組みになっている。GP１人あたり約2,000人の登録患者をケアし、GPの紹介がなければ、救急などを除いて病院を受診することはできない。英国の医師の32%（4.3万人）がGPとして地域で一次医療を、残りの68%（9.2万人）が病院で専門医として二次医療を提供している[4]。国家レベルでの制度改革（GPに対する金銭的インセンティブを含む）、基盤となる学術団体の設立、特別な専門研修の義務化

など、過去100年ほどの間に様々なプロセスを経て、専門性と学術性を併せ持つ独立した医学分野として総合診療の地位や制度が確立されてきた[5]。わが国では、1985年に厚生省（当時）が設置した「家庭医に関する懇談会」において総合診療の議論がなされたが、イギリスをモデルとしたGP制度が受け入れられることはなかった[6]。

一方、米国の総合診療には、わが国と同様、イギリスにみるような内科と総合診療との間に明確な制度上の差がない[7]。米国医学史の変遷から、William Oslerの時代（1900年頃）は内科が今でいう総合診療的な役割を担っていたが、内科の細分化が進んだ結果、総合診療が再定義される必然性と、家庭医療（family practice）の派生が生じたという見解がある[7]。医学が科学に基づいて学術的に発展するにつれ、内科学は臓器別に専門分化を強め、特定の分野により深い知識と高度な技術を持つ臓器別専門医が主流となった。包括性、全人性が欠如した結果、患者の不満の高まりや医療経済面での非効率性が問題になったのである[8]。そのような中で、米国医師会（American Medical Association）の病院医学協議会が中心となり、1959～1963年の間に165の総合診療研修プログラムが設けられたが、定員（783人）の約半数しか埋まらず、10年後には廃止された。その要因は、学術的基盤がなく、総合診療医の役割（専門性）が不明確で、領域別専門医と労働条件や地位に差があることだと考えられた[7], [9]。総合診療機能の再評価が必要になるとともに、医学の細分化によって患者ケアも断片化していることが一層問題

視されるようになった。1966年に、求められる地域医療/家庭医療や医師教育に関する3つの独立した報告書、いわゆるMillis Report [10]，Folsom Report [11]，およびWillard Report [12] が発表され、のちに家庭医学（family medicine）が新たな専門分野として認められるようになった。これらの報告書にみられるプライマリ・ケア医の卒後教育に関する推奨内容は本質的に似通っており（表1-1）、包括性と継続性を軸とした総合診療・家庭医療のアイデンティティの確立、特化した教育、専門性の担保の必要性等、現在にもなお通ずる議論がなされている。また、primary physicianとしての責任を果たし、他の領域別専門医の尊敬を得るためには、研修の一定期間を特に内科にあて、医学の概念と技術に対する基本教育を徹底的に受けるべきだと強調されている [10]。

1971年に、プライマリ・ヘルス・ケアの性質の変化をより正確に反映するため、American Academy of General Practice（1947年設立）は米国家庭医アカデミー（American Academy of Family Physicians）に改称された。同じ頃、内科学からも、極端な細分化への傾倒を回避し、プライマリ・ケアを意識する動きが再興したことは注目すべきである。1978年にプライマリ・ケア内科教育研究学会（The Society for Research and Education in Primary Care Internal Medicine）が発足し、1987〜1988年には総合内科学会（Society of General Internal Medicine）に改称された。米国におけるプライマリ・ケア領域は、家庭医学と総合内科学の少なくとも2つの軸が深く関与しながら発展し、医療の経済性（効率性）に対する米国社会のニーズの後押しも受けつつ、家庭医や総合内科医の存在意義が増してきた。

4　わが国の総合診療の成り立ち

1976年にわが国で初めて、総合診療の名を冠した臨床研修が天理よろず相談所病

表1-1　プライマリ・ケア医の卒後教育に関する推奨（1966年）

Millis 報告書[10]	Willard 報告書（文献[7]より引用・改変）
Primary physicianに対する包括ケアのための卒後教育は、内科、精神科、小児科、婦人科、予防医学から構成されるべきである 1. 各科の単純なローテーションでは不十分である。分野ごとの急性症状を単発的に扱うことよりも、継続的かつ包括的な患者に対する責任を強調すべきである 2. 救急患者の取り扱い経験と、術前・術後ケアに関する専門的知識が必要である 3. 専門的な医学知識に加え、人を社会的、全人的にとらえるような新たな知識体系を教育すべきである 4. 卒後教育プログラムは個別に調整する機会を設けること 5. 専門研修の水準は他の専門領域と同等であること（2年では不十分）。包括医療に高度な資質を有することを示すための専門学会、専門医試験や専門医資格が存在すべきである	1. 単に内科などの研修を積み上げるのではなく、包括的・継続的な患者ケアを重視するための診療を行う 2. これまでの医学的内容に加え、全人的ケアの理論的枠組を形づくるような、プライマリ・ケア医の経験やスキルをプログラムとして教育する 3. 外科では救急ケアや術前・術後マネジメントを重視する 4. 研修レベルを他の専門領域と揃えるために，専門医認定委員会を確立する 5. 卒後研修プログラムに個々の特徴を持たせる

院で開始された。大学においては、1981年に自治医科大学地域医療学と川崎医科大学総合診療部が、1986年に佐賀医科大学（現佐賀大学医学部）附属病院総合診療部が設置された[7]。総合診療部またはそれに相当する部門（総合内科、地域医療部など）がある大学病院数は、2002年7月時点[8]で36大学（国立大学25、公立大学4、私立大学7）、2019年4月時点[13]で67大学（87大学中74大学が回答。国立大学34、公立大学7、私立大学26）と、大半の大学に設置されたことになる。なお、30大学（44.8%）では、附属病院の診療部門として設置されている[13]。後述するが、総合診療部門がある臨床研修病院もかなりの数に上っており、最近の25年間でも大きく増えている。卒前および卒後の教育環境の整備は進んできた一方、教育を担うことのできる人材は十分でないのが現状である。

　プライマリ・ケア分野の研修を促進する観点から、1980年にはローテーション方式の研修プログラムに、1985年には総合診療方式（スーパーローテーション）の研修プログラムに、それぞれ補助金を傾斜配分する制度が導入された[7]。しかし、臨床研修医の多くが単一診療科によるストレート方式による研修を受けていたこと、「地域医療との接点が少なく、専門の診療科に偏った研修が行われ、"病気を診るが、人は診ない"と評されていた」ことを背景として、2000年に医師法の改正（臨床研修の義務化）、2004年に新医師臨床研修制度の導入がなされた[14]。臨床研修の必修化にあたっては、プライマリ・ケアの基本的な診療能力を習得することが、重要な基本概念のひとつに掲げられた。

　総合診療医の専門性の担保や地位向上のためには、基盤学会や認定専門医制度の整備が欠かせない。2018年4月に開始された新専門医制度において、日本専門医機構が認定する19番目の基本領域（いわゆる1階部分）として総合診療が新たに加えられた。ただし、総合診療に限り、基本領域の基盤は学会ではなく、日本専門医機構である。また、日本プライマリ・ケア連合学会が認定する新・家庭医療専門医と、日本病院総合診療医学会が認定する病院総合診療専門医の研修プログラムが、総合診療専門医取得後のキャリア（連動研修も認められ得る）として、それぞれ2020年、2022年にスタートした。いずれも日本専門医機構が認定するサブスペシャルティ領域専門研修とは異なる、両学会独自の認定制度である。全国の総合診療専門研修プログラムの採用者数は、2018年度184人（19領域全体の2.2%）、2019年度179人（同2.1%）、2020年度222人（同2.4%）、2021年度206人（同2.2%）、2022年度250人（同2.6%）と、低い水準に留まっている。また、2018年度（初年度）に研修を開始した人のうち、研修を修了し2021年に総合診療専門医と認定されたのは76人であった。適切な教育を受け、患者や他領域専門医から信頼されるに足る総合診療専門医の育成は、始まったばかりではあるが、少なくとも量的な問題の解決に向けては、さらに議論や対策が必要であろう。

5　わが国の総合診療医の現状

　臨床研修制度と専門医制度はいずれも、総合診療医の育成に向けて改革が進んできた。いわゆる2025年問題といった、わが国の医療を取り巻く環境の変化に対する抜本的対策においても、総合診療医の重要性がことさら強調されている。地域医療白書第5号の編纂にあたり、総合診療の現状と課題を明確にし、総合診療医の適正な育成や配置に資するため、厚生労働省が指定する全国の臨床研修病院（1,019施設）を対象にアンケート調査を実施した。1995年に日本医学教育学会が当時の教育病院（392施設）を対象に実施した同様のアンケート調査の結果[15]と対比することにより、総合診療部門の設置状況、診療・教育・研究の実態、運営上の課題が、四半世紀のうちにどのように変化したかを検討した。

1）病院アンケート調査の内容と方法

　2021年9月に1,019の臨床研修病院（うち大学病院127）の病院長宛に、総合診療の現状に関するアンケート調査（資料図1-2）の依頼状を送付した。インターネットアンケート形式とし、回答が得られなかった施設には、書面アンケートの送付を含め2回督促を行った。なお、この時期は新型コロナウイルス感染症（COVID-19）流行の第5波の末期であった。

　臨床研修病院の全数は、1995年の調査時の2.6倍に増えていた。依頼した1,019施設のうち、552施設（54.2%）から回答が得られ、回答率は1995年の調査（233施設、59.4%）と概ね同様であった（表1-2）。

2）総合診療部門の設置状況

　総合診療部門またはそれに相当する部門は282施設（51.1%）に存在し、1995年の調査（50施設、21.5%）と比べて割合は2.4倍多かった。大学病院に限れば59施設（79.7%）と、回答のあった大学病院の8割近くにのぼり、1995年の調査（14施設、21.5%）より3.7倍多かった（表1-3）。総合診療部門の年ごとの開設数を図1-1に示す。医師法の改正（臨床研修義務化）、新医師臨床研修制度の開始、日本専門医機構の設立、総合診療専門研修の開始など、プライマリ・ケアの基本能力の涵養や専門教育に関わる制度に呼応する形で、設置数が増えてきたようにみえる。

　総合診療部門における専従スタッフと固有ベッド（専用病床）の有無について（表1-4）、専従スタッフがいる施設は全体の77.3%（1995年には52.0%）、大学病院に限れば93.2%（1995年には64.3%）を占め、1995年の調査と比較して1.5倍ほど増加していた。一方、総合診療部門の固有ベッドを有する施設は全体の49.3%（1995年には56.0%）と減少し、特に大学病院において

表1-2　アンケート回答率

	2021年			1995年[15]		
	大学病院	大学以外臨床研修病院	全体	大学病院	大学以外臨床研修病院	全体
アンケートを依頼した施設	127	892	1,019	125	267	392
回答が得られた施設	74（58.3%）	478（53.6%）	552（54.2%）	65（52.0%）	168（62.9%）	233（59.4%）

表1-3　総合診療部門またはそれに相当する部門の有無

	2021年			1995年[15]		
	大学病院	大学以外臨床研修病院	全体	大学病院	大学以外臨床研修病院	全体
	n = 74	n = 478	n = 552	n = 65	n = 168	n = 233
総合診療部門あり	59 (79.7%)	223 (46.6%)	282 (51.1%)	14 (21.5%)	36 (21.4%)	50 (21.5%)
総合診療部(科)あり	57 (77.0%)	165 (34.5%)	222 (40.2%)	11 (16.9%)	16 (9.5%)	27 (11.6%)
総合診療部(科)に相当する部門あり	2 (2.7%)	58 (12.1%)	60 (10.9%)	3 (4.6%)	20 (11.9%)	23 (9.9%)
総合診療部門なし	15 (20.3%)	255 (53.4%)	270 (48.9%)	51 (78.5%)	132 (78.6%)	183 (78.5%)
総合診療部門を設置する予定あり	1 (1.4%)	38 (7.9%)	39 (7.1%)	20 (30.8%)	26 (15.5%)	46 (19.7%)
総合診療部門を設置する予定なし	14 (18.9%)	217 (45.4%)	231 (41.8%)	31 (47.7%)	106 (63.1%)	137 (57.8%)

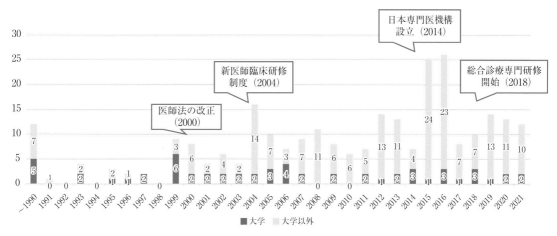

図1-1　総合診療部門の年ごとの開設数（大学病院59,大学以外212,計271）

表1-4　総合診療部門における専従スタッフと固有ベッドの有無

	2021年			1995年[15]		
	大学病院	大学以外臨床研修病院	全体	大学病院	大学以外臨床研修病院	全体
	n = 59	n = 223	n = 282	n = 14	n = 36	n = 50
専従スタッフあり	55 (93.2%)	163 (73.1%)	218 (77.3%)	9 (64.3%)	17 (47.2%)	26 (52.0%)
固有ベッドあり	35 (59.3%)	104 (46.6%)	139 (49.3%)	10 (71.4%)	18 (50.0%)	28 (56.0%)

は59.3%（1995年には71.4%）と大きく減少していた。すなわち、固有ベッドを持たない、外来機能中心の総合診療部門がより増加したと考えられる。特に大学病院では、総合診療の実践に適した大学外の施設に活

動拠点を置くところが増えていることも一因であろう。

　総合診療部門はないが、今後設置予定があると回答したのは全体で39施設（7.1%）、大学病院に限れば1施設（1.4%）であり、

1995年の調査と比べ著しく減少した（表1-3）。設置を考慮していた施設（特に大学病院）において、おおむね設置が進んだようである。総合診療部門の設置予定がない（231施設）場合でも、半数近くで総合診療部門の必要性を感じていた。必要だが人材がいない、という施設が一定数存在した。必要性を感じない理由には、すでに内科等の各科で対応、連携が取れているため、という意見が多かった（表1-5）。

3）総合診療部門の構成

総合診療部門がある場合の呼称は、およそ6割が総合診療科（部、センター）、3割が総合内科／総合診療内科、次いで救急総合診療科（部）、内科／一般内科、その他、の順で多かった（表1-6）。内科や救急部門が総合診療の一定の位置を占めていることが示唆される。

総合診療部門責任者のキャリアについて、卒後年数は平均28.1年で、着任様式は総合診療由来が35.5%、他内科由来が35.4%、それ以外の科由来が15.9%であった（表1-7）。ここでも内科が占める割合は大きく、総合診療と内科の強い結びつきが示唆される。

専従スタッフの総合診療以外の専門分野は、循環器科37人（25%）、内科35人（24%）、消化器科19人（13%）、救急科10人（7%）、呼吸器科9人（6%）、脳神経科6人（4%）、外科6人（4%）、膠原病科5人（4%）など、内科系が多数を占め、救急科と外科が次いだ（図1-2）。

総合診療部門と内科および内科以外との関係（複数回答あり）は、内科と別々に（167施設）、内科と一部協働して（90施設）、または内科と同じ部門として（41施設）業務が行われており、医師の派遣が内科からあるのは17施設、内科以外からあるのは25施設（救急科6、外科5、小児科3、産婦人科0、など）であった

表1-5　総合診療部門の設置予定がない施設における，総合診療部門の必要性

	2021年		
	大学病院	大学以外臨床研修病院	全体
	n = 14	n = 217	n = 231
総合診療部門の必要性を感じる	5 (35.7%)	106 (48.8%)	111 (48.1%)
総合診療部門の必要性を感じない	3 (21.4%)	40 (18.4%)	43 (18.6%)
わからない	6 (42.9%)	71 (32.7%)	77 (33.3%)

必要性を感じる理由	n		n	必要性を感じない理由	n	わからない理由	n
振り分け、トリアージ	25	救急医療	6	内科や病院で担うため	23	人材不足	10
総合的な診療	16	高齢者医療	6	急性期のため	3	理由はない	9
人材不足	10	初期臨床教育	2	単科のため	2	検討していない	9
地域医療に必要	8	その他	29	その他	2	救急診療のため	5
多疾患併存	6	無回答	3	無回答	13	内科診療のため	5
						その他	20
						無回答	8

表1-6　総合診療部門に相当する部門の呼称（複数回答あり）

	2021年		
	大学病院	大学以外臨床研修病院	全体
	n = 59	n = 223	n = 282
総合診療科（部、センター）	44	127	171
総合内科／総合診療内科	12	75	87
救急総合診療科（部）	0	10	10
内科／一般内科	0	9	9
家庭医療科	0	0	0
地域医療科	0	0	0
その他	3	3	5

表1-7　総合診療部門責任者の着任様式

	2021年		
	大学病院	大学以外臨床研修病院	全体
	n = 59	n = 223	n = 282
学内（院内）の総合診療部門からの昇任	15 (25.4%)	43 (19.3%)	58 (20.6%)
他院の総合診療部門からの異動	5 (8.5%)	23 (10.3%)	28 (9.9%)
他大学の総合診療部門からの異動	5 (8.5%)	9 (4.0%)	14 (5.0%)
学内（院内）の他内科からの昇任	14 (23.7%)	41 (18.4%)	55 (19.5%)
他院の他内科からの異動	3 (5.1%)	29 (13.0%)	32 (11.3%)
他大学の他内科からの異動	3 (5.1%)	10 (4.5%)	13 (4.6%)
学内（院内）の他科からの昇任	3 (5.1%)	17 (7.6%)	20 (7.1%)
他院の他科からの異動	2 (3.4%)	15 (6.7%)	17 (6.0%)
他大学の他科からの異動	2 (3.4%)	6 (2.7%)	8 (2.8%)
その他	7 (11.9%)	30 (13.5%)	37 (13.1%)

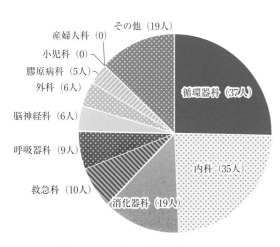

図1-2　専従スタッフの総合診療以外の専門分野

（表1-8）。業務および人材は、いずれも内科との協力が多数を占め、救急と外科がそれに次いだ。臨床研修病院では、総合診療部門における小児科や産婦人科の関与は極めて少ないのが現状である。

4）総合診療部門の役割

　総合診療部門への診療依頼の有無とその内容（複数回答あり）について、全体の84.4％（大学病院では93.2％、大学以外の臨床研修病院では82.1％）で他科からの診療依頼があり、依頼内容は、原因不明の疾患精査（72.3％）、不明熱（71.3％）、複合疾患

表1-8　総合診療部門と内科および内科以外との関係（複数回答あり）

	2021年		
	大学病院	大学以外臨床研修病院	全体
	n = 59	n = 223	n = 282
内科と別々に業務を行っている	28	139	167
内科と一部協働して業務を行っている	27	63	90
内科と同じ部門として業務を行っている	6	35	41
内科から(研修医を除く)医師派遣がある	4	13	17
内科以外から(研修医を除く)医師派遣がある	4	21	25
救急科	1	5	6
外科	0	5	5
小児科	0	3	3
産婦人科	0	0	0
その他	2	6	8
無回答	1	2	3

表1-9-1　総合診療部門への診療依頼の有無とその内容（複数回答あり）

	2021年		
	大学病院	大学以外臨床研修病院	全体
	n = 59	n = 223	n = 282
他科から診療依頼がある	55 (93.2%)	183 (82.1%)	238 (84.4%)
診療依頼の内容			
原因不明の疾患精査	53 (89.8%)	151 (67.7%)	204 (72.3%)
不明熱	52 (88.1%)	149 (66.8%)	201 (71.3%)
複合疾患	44 (74.6%)	115 (51.6%)	159 (56.4%)
社会的精神的問題を抱える患者	35 (59.3%)	80 (35.9%)	115 (40.8%)
狭間領域の疾患	28 (47.5%)	57 (25.6%)	85 (30.1%)
その他	5 (8.5%)	28 (12.6%)	33 (11.7%)

（56.4%）、社会的精神的問題を抱える患者（40.8%）、狭間（境界）領域の疾患（30.1%）、その他（11.7%）であった（表1-9-1, 1-9-2）。診断困難（未診断）症例の診断、複合疾患や狭間（境界）領域の診療、複合問題を抱える患者のマネジメントに大きなニーズがあるといえる。なお、ここでいう狭間（境界）領域の疾患とは、尿路感染症や嚥下性肺炎など専門診療科が必ずしも明確でない疾患や、感染症・膠原病・血液など施設にない専門診療科の疾患などを意味している。

　総合診療部門の役割として最重要と思うもの（複数選択不可）として、総合診療機能（41.5%）、教育価値（9.6%）、包括的診療（9.2%）、患者振り分け（8.2%）、全人的アプローチ（7.8%）、プライマリ・ケア（5.7%）、基本的診察能力（5.7%）、境界領域の疾患群（4.3%）、臨床入門教育（1.8%）、複合的疾患（1.4%）、感染症診療（0.7%）、

表1-9-2　総合診療部門への診療依頼の有無とその内容（複数回答あり）

	2021年 全体 n = 282		2021年 全体 n = 282
その他	33		
対応科がない領域	7	緩和ケア	2
血糖管理	5	神経性食欲不振症の内科管理	1
周術期・外科系	4	肺炎・心不全の高度な管理	1
緊急・集中治療	4	電解質異常の管理	1
新型コロナウイルスを含む感染症	4	ポリファーマシー	1
膠原病・血管炎	3	精神科領域	1
原発不明癌・原発巣精査	2	疼痛管理	1
フレイル・高齢者関連	2	倫理問題	1
血圧管理	2	患者振り分け	1
禁煙外来	2	すべて	1

表1-10-1　総合診療部門の役割　最重要と思う役割（複数選択不可）

	2021年		
	大学病院 n = 59	大学以外臨床 研修病院 n = 223	全体 n = 282
総合診療機能	29 (49.2%)	88 (39.5%)	117 (41.5%)
教育価値	6 (10.2%)	21 (9.4%)	27 (9.6%)
包括的診療	1 (1.7%)	25 (11.2%)	26 (9.2%)
患者振り分け	4 (6.8%)	19 (8.5%)	23 (8.2%)
全人的アプローチ	4 (6.8%)	18 (8.1%)	22 (7.8%)
プライマリケア	3 (5.1%)	13 (5.8%)	16 (5.7%)
基本的な診療能力	1 (1.7%)	15 (6.7%)	16 (5.7%)
境界領域の疾患群	5 (8.5%)	7 (3.1%)	12 (4.3%)
臨床入門教育	3 (5.1%)	2 (0.9%)	5 (1.8%)
複合的疾患	0 (0%)	4 (1.8%)	4 (1.4%)
感染症診療	0 (0%)	2 (0.9%)	2 (0.7%)
予防医学	0 (0%)	0 (0%)	0 (0%)
その他	3 (5.1%)	9 (4.0%)	12 (4.3%)

表1-10-2　総合診療部門の役割　他に重要と思う役割（複数選択可）

	2021年		
	大学病院 n = 59	大学以外臨床 研修病院 n = 223	全体 n = 282
総合診療機能	20 (33.9%)	84 (37.7%)	104 (36.9%)
教育価値	38 (64.4%)	95 (42.6%)	133 (47.2%)
包括的診療	23 (39.0%)	85 (38.1%)	108 (38.3%)
患者振り分け	19 (32.2%)	62 (27.8%)	81 (28.7%)
全人的アプローチ	38 (64.4%)	88 (39.5%)	126 (44.7%)
プライマリケア	26 (44.1%)	82 (36.8%)	108 (38.3%)
基本的な診療能力	41 (69.5%)	106 (47.5%)	147 (52.1%)
境界領域の疾患群	23 (39.0%)	93 (41.7%)	116 (41.1%)
臨床入門教育	30 (50.8%)	67 (30.0%)	97 (34.4%)
複合的疾患	32 (54.2%)	92 (41.3%)	124 (44.0%)
感染症診療	24 (40.7%)	80 (35.9%)	104 (36.9%)
予防医学	14 (23.7%)	49 (22.0%)	63 (22.3%)
その他	7 (11.9%)	20 (9.0%)	27 (9.6%)

予防医学（０％）、その他（4.3％）の順で挙げられた（表1-10-1）。最重要として選択した項目の他に重要と思う役割（複数選択可）として、基本的な診察能力（52.1％）、教育価値（47.2％）、全人的アプローチ（44.7％）、複合的疾患（44.0％）、境界領域の疾患群（41.1％）、包括的診療（38.3％）、

プライマリ・ケア（38.3％）、総合診療機能（36.9％）、感染症診療（36.9％）、臨床入門教育（34.4％）、患者振り分け（28.7％）、予防医学（22.3％）が挙げられた（表1-10-2）。選択肢が異なるため単純比較はできないが、救急診療を挙げた施設は1995年の調査では一定数みられたのに対し（表

表1-10-3　総合診療部門の役割　重要と思う役割（複数記載可）　（1995年調査）

| | 1995年 | | |
| | 大学病院 | 大学以外臨床研修病院 | 全体 |
	n = 11	n = 16	n = 27
総合的な診療、プライマリ・ケア	4 (36.4%)	9 (56.3%)	13 (48.2%)
卒前卒後の教育・トレーニング	9 (81.8%)	4 (25.0%)	13 (48.2%)
救急医療	2 (18.2%)	3 (18.8%)	5 (18.5%)
患者の振り分け	2 (18.2%)	2 (12.5%)	4 (14.8%)

出典：福井次矢ら[15]

表1-11-1　総合診療部門の外来診療内容（複数回答あり）

| | 2021年 | | |
| | 大学病院 | 大学以外臨床研修病院 | 全体 |
	n = 59	n = 223	n = 282
すべての初診患者を専門科に振り分ける	8	32	40
小児を含む	1	2	3
小児を含まない	7	30	37
特定の患者*を除いた初診患者を対象とする	37	142	179
高度な専門医療を必要とする場合のみ専門科に紹介する	28	77	105
再診患者も継続して診る	47	143	190
臨床教育の場とする	50	147	197
卒前	4	5	9
卒後	3	81	84
いずれも	43	61	104
その他	9	28	37

*紹介状がある、患者の受診希望科がはっきりしている、など

1-10-3）、今回は目立たなかった。逆に、感染症診療を重要視する施設が著しく増加した。救急医不足や、新型コロナウイルス感染症対策など、時代や社会のニーズに応じて総合診療のスタイルを変化させている証左といえる。

　総合診療部門の外来診療内容（複数回答あり）は、特定の患者（紹介状がある、患者の受診希望科がはっきりしている等）を除いたすべての初診患者を対象としているのが179施設、高度な専門医療を必要とする場合のみ専門科に紹介するのが105施設と多く、一部（40施設）は完全な振り分け機能のみであった。また、再診患者の継続診療を行い（190施設）、臨床教育の場としている（197施設）ところが多かった（表1-11-1, 1-11-2）。

5）教育との関わり

　総合診療部門の卒前教育への関わりは150施設（53.2%）、卒後教育への関わりは228施設（80.7%）が「ある」と回答し、1995年の調査（卒前教育44.0%、卒後教育

表1-11-2　総合診療部門の外来診療内容（複数回答あり）

	2021年		
その他	37		
救急医療	6	複数の疾患を持つ患者の総指揮者	1
総合診療部門あて紹介患者・希望患者	6	患者振り分け	1
内科一般診療	5	セカンドオピニオン	1
該当専門科がない・臓器別振り分け困難	5	禁煙外来	1
診断困難例・他科コンサルテーション	3	職員の体調不良者診療	1
不明熱	2	在宅診療	1
休診中・外来なし	2	へき地医療支援	1
すべての初診再診患者	1		

表1-12-1　総合診療部門の教育への関わり（1）

	2021年			1995年 [15]		
	大学病院	大学以外臨床研修病院	全体	大学病院	大学以外臨床研修病院	全体
	n = 59	n = 223	n = 282	n = 14	n = 36	n = 50
卒前教育への関わりがある	57 (96.6%)	93 (41.7%)	150 (53.2%)	12 (85.7%)	10 (27.8%)	22 (44.0%)
卒後教育への関わりがある	53 (89.8%)	175 (78.5%)	228 (80.7%)	11 (78.5%)	26 (72.2%)	37 (74.0%)
卒前・卒後双方に関わりがある	52 (88.1%)	86 (38.6%)	138 (48.6%)	10 (71.4%)	8 (22.2%)	18 (36.0%)

74.0%）より増えていた。大学の総合診療部門における教育への関与率が高いのは半ば当然として（卒前教育96.6%、卒後教育89.8%）、大学以外の臨床研修病院の41.7%が卒前教育に関わっており、1995年の調査（27.8%）よりも大きく増加した（表1-12-1）。総合診療部門における卒前（医学生）実習の受け入れは、大学病院では42施設（71.2%）、大学以外臨床研修病院では108施設（48.4%）、全体で150施設（53.2%）が「ある」と回答した。受け入れがない132施設のうち、約半数（65施設）は「依頼があれば受け入れる」と回答しており、積極的に連携する余地が十分にある（表1-12-2）。一方、卒前教育の受け入れがない理由は、マンパワーの不足（17施設）、

受け入れ体制が不十分（10施設）、地域医療実習に不適当（9施設）、教育体制が不十分（5施設）などであり、指導医不足が大きな要因を占めていた（表1-12-3）。今回の調査は新型コロナウイルス感染症のパンデミック期に行われたため、オンライン実習になっている、対面実習の受け入れを一時中止している、などの理由も散見された。

6）総合診療部門の運営上の困難点

総合診療部門の運営で困難を感じる点（複数選択可）として、人材が不足（60.3%）、キャリアが不透明（44.0%）、専門性が不明瞭（40.4%）、領域別専門医と比べて評価が低い（37.6%）、領域別専門医の理解や協力が不足（28.0%）、業績がでにく

表1-12-2　総合診療部門の教育への関わり (2)

	2021年		
	大学病院	大学以外臨床研修病院	全体
	n = 59	n = 223	n = 282
医学生総合診療実習の受け入れあり	42（71.2%）	108（48.4%）	150（53.2%）
医学生総合診療実習の受け入れなし	17（28.8%）	115（51.6%）	132（46.8%）
依頼があれば積極的に受け入れたい	4（6.8%）	18（8.1%）	22（7.8%）
依頼があれば受け入れ可能	7（11.9%）	36（18.1%）	43（15.2%）
条件付きで受け入れる	0（0%）	9（4.0%）	9（3.2%）
受け入れ不可	6（10.2%）	52（23.3%）	58（20.6%）

表1-12-3　総合診療部門の教育への関わり (3)

医学生総合診療実習の受け入れがない理由	n
マンパワー不足	17
人員不足	9
専従医がいない	5
常勤医が不在または少ない	2
フルタイムでの診療ができていない	1
受け入れ体制が不十分	10
プログラムや受け入れ体制がない	4
入院病床がない	2
多忙	2
組織が独立していない	1
患者が少ない	1
地域医療実習に不適当	9
地域医療施設ではない・不向き	7
診療内容がほぼ救急である	2
教育体制が不十分	5
その他	1

い（28.0%）、採算性が低い（26.6%）、診療報酬のインセンティブがない（26.2%）、人気がない（20.2%）、大（学）病院での意義が不明確（14.9%）、教育が難しい（13.1%）、設備面での不足（5.3%）、ニーズがない（1.4%）、の順で多く選択された。選択肢が異なるため単純比較はできないが、1995年の調査では、領域別専門医の理解や協力が不足（40.0%）、大（学）病院での意義が不明確（28.0%）、スタッフの定員枠が不足

（22.0%）、人材が不足（20.0%）、領域別専門医と比べて評価が低い（14.0%）、などの意見が多かった（表1-13-1）。また、自由記載の意見として、総合診療の専門医制度が不安定・使いづらい、「掃きだめ」「何でも屋」になりがち、総合診療に関する系統的な医学教育が不十分、病院幹部の理解や後押しが不可欠、院内での評価やプレゼンスを高めることが困難、基幹学会がない・関連学会の足並みが不揃い、大学（大病院）で長く勤務する科ではない、セカンドキャリアとしても差別化が困難、などが比較的多くみられた（表1-13-2）。1995年の調査時と比べ総合診療部門の設置や定員配置は進んだが、人材不足はより顕著となり、キャリアや専門性が不明確、業績がでにくく評価が低い、インセンティブがない、などの課題は変わっていないと考えられる。抜本的、重点的な対策が必要である。

７）総合診療部門の業績

　総合診療部門の業績（評価指標）の有無について、全体の62.8%（大学病院の33.9%、大学以外の臨床研修病院の70.4%）が「ない」と回答した（表1-14-1）。総合診療部門の業績を評価する適切な指標がな

表1-13-1　総合診療部門の運営上の困難点（複数選択可）

	2021年	1995年 [15]
	全体	全体
	n = 282	n = 50
人材が不足	170 (60.3%)	10 (20.0%)
キャリアが不透明	124 (44.0%)	NA
専門性が不明瞭	114 (40.4%)	NA
専門医と比べて評価が低い	106 (37.6%)	7 (14.0%)
専門医からの理解や協力が不足	79 (28.0%)	20 (40.0%)
業績がでにくい	79 (28.0%)	NA
採算性が低い	75 (26.6%)	2 (4.0%)
診療報酬のインセンティブがない	74 (26.2%)	NA
人気がない	57 (20.2%)	NA
大(学)病院での意義が不明確	42 (14.9%)	14 (28.0%)
教育が難しい	37 (13.1%)	NA
設備面での不足	15 (5.3%)	6 (12.0%)
ニーズがない	4 (1.4%)	NA
スタッフの定員枠が不足	NA	11 (22.0%)
その他		13 (26.0%)

表1-13-2　総合診療部門の運営上の困難点（複数回答可）

	2021年 n = 282		2021年
その他		国・行政のサポートがない	2
総合診療の専門医制度が不安定・使いづらい	13	研究のテーマを見つけるのが困難	2
「掃きだめ」「何でも屋」になってしまいがち	10	重症度, 介護度, 診療内容が多岐に渡るため、想像以上に業務過多である	2
総合診療に関する系統的な医学教育が不十分	7	総合診療専門医にのみへき地研修が義務化	2
病院幹部の理解や後押しが不可欠	7	住民やスタッフの理解が進んでいない	1
院内での評価やプレゼンスを高めることが困難	6	患者や地域のニーズが考慮されていない	1
基軸学会がない・関連学会の足並みが不揃い	6	現在の研修制度が専門診療に偏っている	1
大学(大病院)で長く勤務する科ではない	4	総合診療と総合内科の位置づけが不明瞭	1
セカンドキャリアとしても差別化が困難	3	他診療科との連携が困難	1
スタッフの定員数が不十分・全員兼任	3	専門領域内科とのすみわけができない	1
サブスペに進めるキャリアではない(なかった)	3	DPCとは相容れない	1
「専門性」が発揮しづらい	3	大病院ではニーズに気づかれにくい	1
臨床や研究が自施設だけで完結できない	3	「専門家」志向の医師が多い	1
財政面での担保やサポートがない	3	サブスペを持つ一般内科医との差別化が困難	1
総合診療医の育成の場と活躍の場が乖離している	2	学位を目指す医師が少なくない	1
中規模以上の病院では専門医療が中心のため不要	2	困難を感じることはない	1
英国GPのような, 日本の総合診療の方向性が未定	2		
ロールモデルがいない	2		

第1章

いと回答する頻度は、大学以外の臨床研修病院が大学病院よりも倍近く高かった。業績（評価指標）が「ある」場合の具体例（自由記載）を表1-14-2に示す。論文や学会などの学術業績、診療患者数や救急受け入れ数などの診療業績、学生や研修医・専攻医への教育などが多く挙げられた。特に前2者はどのような専門診療科でも同様であるが、診断困難例の診断や教育面の具体的な評価は困難で、多疾患併存の診療や高齢者のケアは時間と人手がかかるが診療報酬上のインセンティブはないなど、総合診療にとって不利な面が多い。

どのような評価システムが必要か、という設問（自由記載）には、「何が業績かわからない」、「検討中」、「評価は難しい」という回答が上位を占めた（表1-15-1）。「数値化できない（評価し難い）事柄を適切に評価してもらう」ことは多くの総合診療部門に共通の困難な課題であり、国や学会、施設長によるサポートが必要な点であろう。その他の意見の要約は、表1-15-2に示した。

総合診療部門の研究テーマの有無について（表1-16-1）、「ある」と回答したのは全体の25.9%（大学病院の76.3%、大学以

表1-14-1　総合診療部門の業績（評価指標）の有無

	2021年		
	大学病院	大学以外臨床研修病院	全体
	n = 59	n = 223	n = 282
総合診療部門の業績（評価指標）がある	39 (66.1%)	66 (29.6%)	105 (37.2%)
総合診療部門の業績（評価指標）がない	20 (33.9%)	157 (70.4%)	177 (62.8%)

表1-14-2　総合診療部門の業績（評価指標）の具体例

	2021年 全体 n = 282
論文作成、英語論文	44
入院・外来・新患患者数	42
学会発表	33
研修医や専攻医への教育、受け入れ数	19
学生への教育	15
研究業績	12
症例報告	9
救急受け入れ数	6
収益や経営での貢献	6
研究費の獲得	6
他科からのコンサルト	4
メディア対応	2
その他	6
評価できない、わからない、検討中	14

表1-15-1　総合診療部門に必要な評価システム

	2021年 全体
何が業績かわからない・検討中	26
外来・入院患者数	13
評価は難しい	9
教育	7
他の医師やコメディカル、医療機関からの評価	6
専攻医数	4
疾患数	4
臨床研究	3
紹介数	3
学会活動	3
プログラムの評価	3
対診（併診）数	2
収益	1

表1-15-2　総合診療部門に必要な評価システム（自由記載）

その他	
キャリアチェンジを成功させる	施設の実情に合った評価を策定
研究や収益、患者数ではなく総合病院の中で「ジェネラル」な立場で診療や教育を行うことの価値を評価してもらいたい	研究業績より実務の貢献を求められる。患者数だけでなく、大学病院のニッチなニーズに対応することへの評価
数字にあらわれない苦労を評価するシステム	担当医による評価表を用いたシステム
個々人の総合診療の到達レベルがわかるシステムが必要	地域への貢献性を評価する尺度があれば望ましい
市行政など含めて医師育成を地域全体で実施する必要	内科の一部門であるため、独立した評価システムはない
疾患の原因を社会的、精神的にも分析できる能力と技術	病院機能における評価
初期研修医の研修貢献度を具体的に数値化	総合診療科への入局者数
紹介医や患者の満足度調査、医学生の満足度や客観的評価	近隣医療機関との連携評価、診療の質への患者アンケート
診断困難例の診断特定率・診断に至るまでの時間	チーム医療への参加実績
複雑症例の解決例を多職種QC活動のテーマとして定期的に発表し、総合診療科の関与度を評価する	評価してもらわなくてもよい。あるとすれば患者からの評価

表1-16-1　総合診療部門における研究テーマ

	2021年			1995年[15]		
	大学病院	大学以外臨床研修病院	全体	大学病院	大学以外臨床研修病院	全体
	n = 59	n = 223	n = 282	n = 14	n = 36	n = 50
総合診療部門の研究テーマがある	45 (76.3%)	28 (12.6%)	73 (25.9%)	12 (85.7%)	13 (36.1%)	25 (50.0%)
総合診療部門の研究テーマがない	14 (23.7%)	195 (87.4%)	209 (74.1%)	2 (14.3%)	5 (13.9%)	7 (14.0%)
無回答	0	0	0	0	18 (50.0%)	18 (36.0%)

外の臨床研修病院の12.6%）であった。1995年の調査では、全体の50.0%（大学病院の85.7%、大学以外の臨床研修病院の36.1%）であり、総合診療部門で研究テーマを持たない施設が倍増した。大学以外臨床研修病院での総合診療部門が増えたことや、臨床と教育が主たる役割になっている現状を反映していると思われる。総合診療部門における具体的な研究テーマのまとめを表1-16-2に示した。

❻　総合診療医の認知度とニーズ

　総合診療医の適正配置には、地域や患者のニーズを的確に把握することが必要である。そこで、協力医療機関の受診患者を対象とした、総合診療医の認知度、受診意向、期待する役割に関するアンケート調査を実施した。医療従事者や若年者との認識の違いを知るために、協力医療機関の看護師、および自治医科大学看護学部生にも同じ調査を行った。草場らが2018（平成30）年 2

表1-16-2　総合診療部門における研究テーマ（自由記載）

	2021年全体 n = 282
感染症	17
医学教育	13
老年医学、高齢者医療、在宅医療	12
臨床推論、診断エラー学	9
医療情報システム	8
地域医療	6
臨床研究	6
生活習慣病	5
総合診療のあり方	5
医療安全	4
多疾患併存	3
漢方	2
症例報告	2
基礎・遺伝子研究	2
ポリファーマシー	2
その他	25

表1-17-1　総合診療医に関する意識（アンケート）調査の対象施設

	施設数 n = 44		施設数 n = 44
地区別		病床群別	
東北	7（15.9%）	19床以下	10（22.7%）
関東	8（18.2%）	20-199床	12（27.3%）
北陸・東海	9（20.5%）	200-499床	14（31.8%）
関西	5（11.4%）	500床以上	8（18.2%）
中国・四国	8（18.2%）		
九州	7（15.9%）		

月に実施した、総合診療医に対する地域住民（約4,000人）のインターネット意識調査[16]の結果と対比した。

1）患者等アンケート調査の内容と方法

2022年3月～5月に、全国44か所の協力施設の調査担当医に、内科または総合診療科の16歳以上の外来初診患者（紹介患者を含む）、および外来所属の看護師への無記名アンケート調査（資料図1-3）を依頼した。領域別専門内科のみではなく、内科や総合診療科が存在する施設を、施設規模や地域が偏らないように、協力施設として選定した。施設あたり患者30人、看護師2～5人の調査を依頼し、回答用紙は郵送で回収した。また、自治医科大学看護学部4年生および1年生を対象に、同様の調査を実施した。

調査を依頼した44か所の協力施設の内訳について、施設規模は500床以上が8、200～499床が14、20～199床が12、19床以下が10であり、地域区分は東北7、関東8、北陸・東海9、関西5、中国・四国8、九州7であった（表1-17-1）。患者1,005人（女性が54.1%、65才未満が52.8%、年齢中央値53.5歳）、看護師200人（女性が93.0%、65歳未満が91.5%）、看護学部生197人（女性が99.0%、1年生が52.8%）から回答が得られた（表1-17-2）。

2）総合診療医の認知度

いわゆる一般内科や総合診療科の外来を初診（新たな健康問題で受診）した患者における総合診療医の認知度について、「知っている」が32.3%、「聞いたことはあるがよく知らない」が39.2%、「知らない」が28.5%であった。看護師、看護学部4年生、1年生では、「知っている」がそれぞれ87.5%、53.8%、25.0%、「聞いたことはあるがよく知らない」がそれぞれ12.5%、38.7%、61.5%、「知らない」がそれぞれ0%、7.5%、13.5%であった（表1-18）。

最初に受診する医療機関を選ぶ際に重要視することについて（複数選択可）、患者

表1-17-2　総合診療医に関する意識（アンケート）調査の対象

	患者 n = 1,005	看護師 n = 200	看護学部4年生 n = 93	看護学部1年生 n = 104
65歳未満	531 (52.8%)	183 (91.5%)	93 (100%)	104 (100%)
65歳以上	474 (47.2%)	5 (2.5%)	0	0
男性	460 (45.8%)	13 (6.5%)	2 (2.2%)	0
女性	544 (54.1%)	186 (93.0%)	91 (97.8%)	104 (100%)

*年齢・性別の記載がなかったものは、それぞれの項目から除外した

表1-18　総合診療医の認知度

	患者 n = 1,005	看護師 n = 200	看護学部4年生 n = 93	看護学部1年生 n = 104
知っている	325 (32.3%)	175 (87.5%)	50 (53.8%)	26 (25.0%)
聞いたことはあるがよく知らない	394 (39.2%)	25 (12.5%)	36 (38.7%)	64 (61.5%)
知らない	286 (28.5%)	0	7 (7.5%)	14 (13.5%)

表1-19-1　最初に受診する医療機関を選ぶ際に重要視すること（複数選択可）

	患者 n = 1,005	看護師 n = 200	看護学部4年生 n = 93	看護学部1年生 n = 104
通院のしやすさ（交通の便など）	**656 (65.3%)**	137 (68.5%)	81 (86.2%)	84 (80.8%)
専門性の高さ	488 (48.6%)	127 (63.5%)	39 (41.5%)	34 (32.7%)
評判、クチコミ	402 (40.0%)	**138 (68.5%)**	79 (84.0%)	60 (57.7%)
原因がわからない場合にまずみてくれる	387 (38.5%)	72 (36.0%)	22 (23.4%)	21 (20.2%)
多くの科がある	380 (37.8%)	31 (15.5%)	8 (8.5%)	7 (6.7%)
適切な医療機関や科を紹介してくれる	358 (35.6%)	89 (44.5%)	23 (24.5%)	23 (22.1%)
一度に複数の病気をみてくれる	336 (33.4%)	44 (22.0%)	8 (8.5%)	11 (10.6%)
診療時間の都合が良い	223 (22.2%)	93 (46.5%)	58 (61.7%)	56 (53.8%)
混雑ぐあい	190 (18.9%)	52 (26.5%)	26 (27.7%)	32 (30.8%)
その他	27 (2.7%)	8 (4.0%)	1 (1.1%)	2 (1.9%)

全体の65.3%が「通院のしやすさ」、48.6%が「専門性の高さ」、40.0%が「評判、クチコミ」、38.5%が「原因がわからない場合にまずみてくれる」、37.8%が「多くの科がある」、35.6%が「適切な医療機関や科を紹介してくれる」、33.4%が「一度に複数の病気をみてくれる」、22.2%が「診察時間の都合が良い」、18.9%が「混雑ぐあい」と回答した。看護師では60%以上が「評判、クチコミ」、「通院のしやすさ」、「専門性の高さ」を、46.5%が「診察時間

の都合が良い」、44.5%が「適切な医療機関や科を紹介してくれる」を選択した（表1-19-1）。興味深いことに、患者、看護師ともに上位3項目は同じであり、さらに患者の第5位に「多くの科がある」がみられたことからは、医師だけでなく患者側にも、比較的強い専門医志向があるといえる。看護学部生では、「通院のしやすさ」、「評判、クチコミ」、「診療時間が良い」が上位を占め、関心の多くはアクセスの良さにあった（表1-19-1）。患者側のニーズが高

いのは、「診療の場所、時間、アクセスが良く」、「評判や専門性が高く」、できれば「多くの科があり」、「原因がわからない場合にはまず診てもらい」、「適切な病院や科を紹介してくれる」医療機関である、と要約される。患者や看護師の3〜4％は「その他」を選択し、その具体的な記載内容のまとめは表1-19-2に示した。

3）患者等の受診意向

　総合診療医と領域別専門医のどちらの受診意向が強いかを、状況別に調査した。

（1）2か月前からたまに胸が痛いとき

　患者では、最初に受診するのは内科医（49.8％）が最多で、循環器科医（20.3％）、総合診療医（17.7％）、呼吸器科医（16.6％）の順で選択された。一方、看護師および看護学部4年生は、循環器科医（39.0％およ

び35.5％）、内科医（37.5％および29.0％）、総合診療医（21.0％および18.3％）の順であった（表1-20）。

（2）1か月前から咳が続き、がんかも知れないと気になったとき

　患者では、最初に受診するのは内科医（41.5％）が最多で、呼吸器科医（35.5％）、総合診療医（18.4％）、がん専門医（7.7％）の順で選択された。一方、看護師および看護学部4年生は、呼吸器科医（65.5％および60.2％）、内科医（23.5％および20.4％）、総合診療医（10.5％および10.8％）、がん専門医（1.5％および7.5％）の順であった（表1-21）。

　これらからは、診断がついていない症候は一般的な内科医か、関連がありそうな領域別専門内科医の受診意向が強いと読み取れ、意識的に総合診療医を選択したのは2割程度であった。

（3）7歳の自分の子（または孫）が昨夜から発熱しているとき

　患者では、最初に受診させるのは小児科医（79.4％）が最多で、救急病院医師（8.9％）、内科医（8.4％）、総合診療医（5.9％）の順で選択された。一方、看護師は、小児科医（98.5％）が大多数を占め、救急病院医師、内科医、総合診療医はいずれも1.0％

表1-19-2　最初に受診する医療機関を選ぶ際に重要視すること（自由記載）

その他	患者 n = 27	看護師 n = 8
長年の通院、過去の通院歴	7	
人柄（医師、スタッフの対応）	5	3
紹介、すすめ	5	
近い、通いやすい	4	
予約制	2	1
検査設備が整っている	2	2
その他の記載	2	2

表1-20　2か月前からたまに胸が痛いとき、最初にどのような医師を受診するか

	n	総合診療医	内科医	呼吸器科医	循環器科医	整形外科医	その他
患者	1,005	178 (17.7%)	500 (49.8%)	167 (16.6%)	204 (20.3%)	17 (1.7%)	31 (3.1%)
65歳未満	531	85 (16.0%)	282 (53.1%)	81 (15.3%)	96 (18.1%)	9 (1.7%)	19 (3.1%)
65歳以上	474	93 (19.6%)	218 (46.0%)	86 (18.1%)	108 (22.8%)	8 (1.7%)	12 (2.5%)
看護師	200	42 (21.0%)	75 (37.5%)	2 (1.0%)	78 (39.0%)	3 (1.5%)	6 (3.0%)
看護学部4年生	93	17 (18.3%)	27 (29.0%)	14 (15.1%)	33 (35.5%)	0 (0.0%)	1 (1.1%)
看護学部1年生	104	27 (26.0%)	43 (41.3%)	23 (22.1%)	9 (8.7%)	1 (1.0%)	1 (1.0%)

＊複数回答があったため、回答数が患者数を超えている

表1-21　1か月前から咳が続き、癌かも知れないと気になったとき、最初にどのような医師を受診するか

	n	総合診療医	内科医	呼吸器科医	がん専門医	外科医	その他
患者	1,005	185 (18.4%)	**417 (41.5%)**	357 (35.5%)	77 (7.7%)	6 (0.6%)	27 (2.7%)
65歳未満	531	87 (16.4%)	**231 (43.5%)**	185 (34.8%)	41 (7.7%)	2 (0.4%)	13 (2.4%)
65歳以上	474	98 (20.7%)	**186 (39.2%)**	172 (36.3%)	36 (7.6%)	4 (0.8%)	14 (3.0%)
看護師	200	21 (10.5%)	47 (23.5%)	**131 (65.5%)**	3 (1.5%)	0 (0.0%)	1 (0.5%)
看護学部4年生	93	10 (10.8%)	19 (20.4%)	**56 (60.2%)**	7 (7.5%)	0 (0.0%)	0 (0.0%)
看護学部1年生	104	17 (16.3%)	27 (26.0%)	**38 (36.5%)**	22 (21.2%)	0 (0.0%)	0 (0.0%)

*複数回答があったため、回答数が患者数を超えている

表1-22　7歳の自分の子（または孫）が昨夜から発熱しているとき、最初にどのような医師を受診するか

	n	総合診療医	内科医	小児科医	救急病院医師	その他
患者	1,005	59 (5.9%)	84 (8.4%)	**798 (79.4%)**	89 (8.9%)	9 (0.9%)
65歳未満	531	24 (4.5%)	38 (7.2%)	**448 (84.4%)**	30 (5.6%)	6 (1.1%)
65歳以上	474	35 (7.4%)	46 (9.7%)	**350 (73.8%)**	59 (12.4%)	3 (0.6%)
看護師	200	2 (1.0%)	2 (1.0%)	**197 (98.5%)**	2 (1.0%)	4 (2.0%)
看護学部4年生	93	2 (2.2%)	4 (4.3%)	**85 (91.4%)**	2 (2.2%)	0 (0.0%)
看護学部1年生	104	4 (3.8%)	6 (5.8%)	**88 (84.6%)**	6 (5.8%)	0 (0.0%)

*複数回答があったため、回答数が患者数を超えている

に過ぎなかった（表1-22）。選択肢が存在する地域においては、小児領域における総合診療医のニーズは著しく低い可能性がある。子どもに対して保護者は専門医志向が極めて強いともいえる。草場らのインターネット住民調査では[16]、子どもが風邪をひいたときは「できればかかりつけの総合診療専門医に診てほしい」が比較的多く（51.1%）を占めたこととは対照的である。さらなる調査と解釈が必要であろう。総合診療医は内科医よりも選択率が低かったことから、内科や小児科と比べ、総合診療医はわかりにくく、真の意味での認知度が低いことも一因と考えられる。

（4）複数の病気を持つとき

　複数の病気を持つ場合に（例：高血圧、糖尿病とひざの痛み）、別々の領域別専門医（例：内科医と整形外科医）と、1人の総合診療医のどちらに通うのが良いかについて、患者では「できれば1人の総合診療医」（37.2%）、「1人の総合診療医」（24.4%）が多く、「できれば別々の専門医」（20.0%）、「別々の専門医」（9.1%）の順で選択された。一方、看護師では「できれば1人の総合診療医」（41.5%）、「できれば別々の専門医」（25.5%）が多く、「1人の総合医」と「別々の専門医」（13.0%）が同率で次いだ。看護学部生の回答は、患者と類似していた（表1-23）。患者の6割以上は、プライマリ・ケア領域の複合疾患は総合診療医への受診意向があった。草場らのインターネット住民調査では[16]、複数の病気にかかった際の受診意向は、「総合診療専門医」「できれば総合診療専門医」が40.2%、「別々の領域別専門医」「できれば別々の領域別専門医」が36.6%であったのと同等かそれ以上といえる。本調査では、患者側の領域別専門医志向は比較的高いと

表1-23　複数の病気を持つ場合（例：高血圧、糖尿病とひざの痛み）、別々の領域別専門医（例：内科医と整形外科医）と、1人の総合診療医のどちらに通うのが良いか？

	n	1人の総合診療医	できれば1人の総合診療医	できれば別々の専門医	別々の専門医	どちらでも良い
患者	1,005	245 (24.4%)	374 (37.2%)	201 (20.0%)	91 (9.1%)	66 (6.6%)
65歳未満	531	130 (24.5%)	208 (39.2%)	95 (17.9%)	44 (8.3%)	40 (7.5%)
65歳以上	474	115 (24.3%)	166 (35.0%)	106 (22.4%)	47 (9.9%)	26 (5.5%)
看護師	200	26 (13.0%)	83 (41.5%)	51 (25.5%)	26 (13.0%)	12 (6.0%)
看護学部4年生	93	23 (24.7%)	49 (52.7%)	8 (8.6%)	5 (5.4%)	7 (7.5%)
看護学部1年生	104	22 (21.2%)	41 (39.4%)	14 (13.5%)	6 (5.8%)	11 (10.6%)

*複数回答があったため、回答数が患者数を超えている

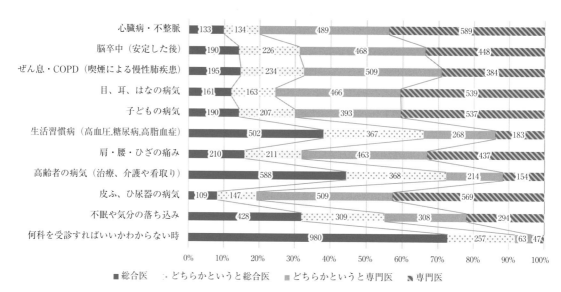

図1-3　比較的落ち着いた状態の病気で、近くに総合診療医がいる場合、総合診療医と領域別専門医のどちらにかかりたいか？（有効回答のみ集計）

考えられるが、それ以上に利便性を求める傾向が強いことも読み取れる。水準（専門性）の高いプライマリ・ケア能力を持つ総合診療医は、多疾患併存患者の多い地域におけるプレゼンスを高めることができる可能性がある。

（5）プライマリ・ケア領域でよく扱う疾患や病態に対する受診意向

　比較的落ち着いた状態にある病気で、近くに総合診療医がいる場合、総合診療医と領域別専門医に対する受診意向について、疾患または病態別に示す（図1-3）。「心臓病・不整脈」、「脳卒中（安定した後）」、「喘息・COPD」、「目・耳・鼻の病気」、「子どもの病気」、「肩・腰・ひざの痛み」、「皮膚・泌尿器の病気」では、およそ60〜80%の患者が「専門医」または「どちらかといえば専門医」を選択した。一方、「生活習慣病（高血圧・糖尿病・高脂血症）」、「高齢者の病気（治療・介護や看取り）」、「不眠や気分の落ち込み」についてはおよそ50〜70%の患者が、さらに「何科を受診すればいいかわからないとき」については90%以上の患者が、「総合診療医」また

は「どちらかといえば総合診療医」を選択した。ここでも患者側の専門医志向は比較的強く表れるものの、コモンディジーズ（遭遇する頻度の高い疾患）の複合や多疾患併存の高齢者、精神や睡眠の日常的な問題などは、総合診療医に大きなニーズがある。

4）総合診療医に期待すること

　総合診療医に期待すること（複数選択可）として、「適切な専門家へ紹介してくれる」が69.8%、「困ったときにまず診てくれる」が61.7%、「適時、適切な診断」が61.0%、「不安や心配を気軽に相談できる」が53.2%、「複数の病気をまとめて診てくれる」が50.3%、「親身な対応」が47.8%、「自分を良く知る主治医になってもらう」が

46.3%、「健康に関するアドバイス」が32.3%、「家族のことも一緒に診てもらう」が20.4%、「病気の予防や健康教室」が15.0%の患者で選択された（表1-24）。まず診てもらい、適切な専門家に紹介してもらう、すなわちゲートウェイ機能を、多くの患者（看護師も含む）は総合診療医に対して希望している。日医総研による20歳以上の国民を対象とした日本の医療に関する意識調査（2014年）において[17]、日常的な病気の診療以外で"かかりつけ医"に望む医療や体制として、「必要なときはすぐに専門医や専門施設に紹介する」、「患者情報を紹介先に適時適切に提供する」、「どんな病気でもまずは診療できる」を8割以上の対象者が選択したことと極めて類似し

表1-24　総合診療医に期待すること（複数選択可）

	患者	65歳未満	65歳以上	看護師	看護学部4年生	看護学部1年生
	n = 1,005	n = 531	n = 474	n = 200	n = 93	n = 104
適切な専門家へ紹介してくれる	**701** **(69.8%)**	**381** **(71.8%)**	320 (67.5%)	**183** **(91.5%)**	75 (80.6%)	62 (59.6%)
困ったときにまず診てくれる	620 (61.7%)	352 (66.3%)	268 (56.5%)	156 (78.0%)	**80** **(86.0%)**	65 (62.5%)
適時，適切な診断	613 (61.0%)	344 (64.8%)	269 (56.8%)	155 (77.5%)	69 (74.2%)	59 (56.7%)
不安や心配を気軽に相談できる	535 (53.2%)	292 (55.0%)	243 (51.3%)	121 (60.5%)	56 (60.2%)	39 (37.5%)
複数の病気をまとめて診てくれる	506 (50.3%)	280 (52.7%)	226 (47.4%)	117 (58.5%)	60 (64.5%)	**67** **(64.4%)**
親身な対応	480 (47.8%)	271 (51.0%)	209 (44.1%)	119 (59.5%)	64 (68.8%)	38 (36.5%)
自分を良く知る"主治医"になってもらう	465 (46.3%)	224 (42.2%)	241 (50.8%)	95 (47.5%)	35 (37.6%)	34 (32.7%)
健康に関するアドバイス	325 (32.3%)	143 (26.9%)	182 (38.4%)	56 (28.0%)	22 (23.7%)	24 (23.1%)
家族のことも一緒に診てもらう	205 (20.4%)	113 (21.3%)	92 (19.4%)	58 (29.0%)	21 (22.6%)	11 (10.6%)
病気の予防や健康教室	151 (15.0%)	67 (12.6%)	84 (17.7%)	37 (18.5%)	7 (7.5%)	7 (6.7%)
その他	21 (2.1%)	12 (2.3%)	9 (1.9%)	3 (1.5%)	0 (0.0%)	0 (0.0%)

ている。病気や不安を持つ人を最適な医療の場に、地域の人を疾病予防や健康増進の場に適時につなぐことは、総合診療医が果たすべき重要な役割のひとつであるといえる。［コラム2：かかりつけ医］

❼ 総合診療医のあり方と課題

　米国社会において医療経済性・効率性の改善のために、総合診療医や家庭医がクローズアップされてきた歴史は、わが国ではいわゆる2025年問題への対処に準じるものといえる。質の担保（標準化）された総合診療の担い手として総合診療専門医などの育成が始まっているが、現在の専攻医数では喫緊に必要な医師数には程遠く、数の問題のクリアには総合診療専門医の育成だけでは不十分である。米国がそうであったように、内科学から総合内科（general internal medicine）領域のサブスペシャルティを再構築し、総合診療専門医との2軸とすることの議論を加速させることは、現実的な対応策だと思われる。また、財務省は「かかりつけ医」の制度化を提案している。「制度化」の是非はともかく、「かかりつけ医」として総合診療医、家庭医や内科医が担う役割は多大であることは間違いない。日本医師会の「かかりつけ医機能」研修制度[18]などを関連づけ、プライマリ・ケアの担い手の育成を促進するというあり方も考えられるだろう。

　わが国の大学病院や臨床研修病院における総合診療部門の設置は進んだ一方で、人材、特に教育も担うことのできる人材の不足が課題となっている。その大きな原因の

ひとつは、「総合診療医のキャリアや専門性が不明瞭である」、「領域別専門医より評価が低い」、「領域別専門医からの理解や協力が不足している」ことにある。プライマリ・ケアを担う医師（総合診療医、総合内科医、「かかりつけ医」等）の地位を高め、それ自体がひとつの専門領域として敬意を払われるような仕組みが必要である。基幹学会や専門医制度の整備は進められたが、まだ成熟していない。総合診療の専門性を明確にし、その領域に高度な資質を有することを示すための強固な学術基盤（群）と共に発展させていくことが重要であろう。また、総合診療を適切に評価するための指標の設定が難しいことも、課題として多く挙げられた。診断困難（または未診断）症例の診断、複合疾患や境界領域疾患のマネジメント、幅広いプライマリ・ケア、適時・適切なゲートウェイ機能、救急や新興感染症を含め社会のニーズに応じた（柔軟性に富んだ）診療、卒前・卒後の臨床教育などを、高度な水準で提供することが総合診療医の果たすべき役割の中心と考えられるが、これらには既存の評価方法とは異なる観点が必要であり、行政、学会、病院長等の配慮が求められる。同時に、総合診療医の側も、既存の評価指標（患者数、急患応需数、医療収益、学術・研究業績など）に基づいた業績をあげる努力や、独立した専門領域（プロフェショナル）として差別化を図る一層の努力が必要である。

　良質な総合診療医の育成には、継続的な卒前・卒後教育が重要であることは論を待たないが、とりわけ卒前教育の拡充が必要と考えられる。大学における総合診療部門

の設置が進んだにもかかわらず、総合診療に関する系統的な医学教育が不十分であるとの指摘が少なからずみられた。卒前教育（臨床実習）に関する臨床研修病院との連携には強化の余地が十分にあり、また、医学部の教員や臨床研修病院の指導医といった、教育を担うことのできる総合診療人材の育成も喫緊の課題である。

現状では、医師だけでなく、患者の専門医志向も根強かった。総合診療を明確な（わかりやすい）ひとつの専門領域として認知・理解の向上を図るとともに、「まず診て、必要に応じて最適な専門家に紹介する」ことが総合診療医に対する患者の最大の期待であることを意識して対応することが望ましい。日本医師会の「かかりつけ医（機能）」と財務省の提案する「かかりつけ医制度」においては、「専門性を超える際は専門医や専門医療機関に紹介する」ことが明示されている。総合診療の認知には、制度面での後押しも必要である。財務省の提案する「かかりつけ医の制度化」は、イギリス型登録医（general practitioner）制度に類似した仕組みの制度化とされている[19]。しかし、医療費抑制を主眼とする人頭制診療報酬を前提とした登録医制度の導入には反対の声も大きく、議論が続けられている。［コラム3：かかりつけ医制度］

超高齢化社会の到来に備え、総合診療やプライマリ・ケア領域に対する社会の期待は大きく、それを担う医師の質と量の向上にますます取り組んでいかなければならない。総合診療がひとつの高度な専門領域として認知され、国民および医学会の双方から一定の評価が得られる体制づくりが急務である。

謝辞

本章の編纂にあたり、2つのアンケート調査を実施した。「全国の臨床研修病院における総合診療に関する調査」は、日本医学教育学会との合同調査である。1995年の「総合診療に関する現状調査アンケート」結果の利用許諾と合わせ、ご協力に深謝する。また、アンケート調査にご協力くださった石丸裕康日本医学教育学会理事、および全国の臨床研修病院の担当者の皆様に感謝の意を表する。

「総合診療医（総合医）についてのアンケート調査」にご協力くださった、全国44か所の協力施設の調査担当医、患者および看護師、自治医科大学看護学部生の皆様に深謝する。なお、協力施設および調査担当医（敬称略）は以下の通りである。青森県立中央病院（伊藤勝宣）、八戸市立市民病院（今明秀）、岩手県立釜石病院（漆久保順）、岩手県立大船渡病院（山下晋平）、国民健康保険葛巻病院（遠藤秀彦）、登米市立上沼診療所（佐々木直英）、市立大森病院（小野剛）、石岡第一病院（舘泰雄）、済生会宇都宮病院（泉学）、那須南病院（熊田真樹）、日光市民病院（杉田義博）、日光市立国民健康保険栗山診療所（菅谷涼）、飯能市国民健康保険名栗診療所（今井崇紀）、東京ベイ・浦安市川医療センター（神山潤）、東京北医療センター（宮崎勝）、魚沼市立小出病院（布施克也）、新潟県立十日町病院（吉嶺文俊）、加賀市医療センター（水冨一秋）、おおい町国民健康保険名田庄

診療所（中村伸一）、長野県立信州医療センター（木畑穣）、県北西部地域医療センター国保白鳥病院（後藤忠雄）、県北西部地域医療センター国保和良診療所（渡邉駿）、豊川市民病院（田岡伸朗）、あま市民病院（梅屋崇）、大津赤十字志賀病院（元井和彦）、京丹後市立久美浜病院（赤木重典）、社団そよかぜ はるかぜ診療所（黒瀬博計）、市立奈良病院（西尾博至）、国立病院機構南和歌山医療センター（島幸宏）、鳥取県立中央病院（村尾和良）、公立邑智病院（板持卓弥）、哲西会哲西町診療所（佐藤勝）、JA広島総合病院（溝岡雅文）、公立みつぎ総合病院（渡辺章文）、徳島県立三好病院（住友正幸）、綾川町国民健康保険綾上診療所（十枝めぐみ）、愛媛県立南宇和病院（村上晃司）、飯塚市立病院（武冨章）、国立病院機構長崎医療センター（和泉泰衛）、長崎県島原病院（山西幹夫）、球磨郡公立多良木病院（才津旭弘）、関愛会三重東クリニック（別府幹庸）、日向市立東郷診療所（山田強一）、宮崎県立宮崎病院（菊池郁夫）。

コラム1：総合医と総合診療医

厚生労働省の「専門医の在り方に関する検討会」では、総合的な診療能力を有する医師の定義に鑑み、名称は「総合診療医」とし、地域医療の大半を支えている現在の開業医師（かかりつけ医）の名称を「総合医」とすることなど、「総合医」「総合診療医」の区別についても議論された。最終的に、専門医の名称は「総合診療専門医」が妥当とされ、その場合、「総合医」という言葉を別に使うことは避けることとされた（厚生労働省・専門医の在り方に関する検討会（第15回）議事録 2013年1月）。微妙なニュアンスの違いはあろうが、国民にわかりやすく説明することのほうがはるかに重要だと思われるため、本稿においても「総合診療医」に統一した。（執筆者　畠山修司）

コラム2：かかりつけ医

日本医師会・四病院団体協議会は、かかりつけ医を「なんでも相談できる上、最新の医療情報を熟知して、必要な時には専門医、専門医療機関を紹介でき、身近で頼りになる地域医療、保健、福祉を担う総合的な能力を有する医師」と定義している（日本医師会・四病院団体協議会合同提言 2013年8月）。「かかりつけ医機能」を評価し、その能力の維持・向上を図るため、日医かかりつけ医機能研修制度が設けられている。さらに、かかりつけ医により焦点をあてた提言「国民の信頼に応えるかかりつけ医として」が2022年4月に公表された。そこでは、「患者が、いつでも、なんでも相談できるよう、コミュニケーションをとって診察する。診察結果をわかりやすい言葉で伝え、患者のライフスタイルを理解したうえで治療目標を共有する。必要時には、適切なタイミングで適切な専門の医師や医療機関につなぐ。そのために日頃から、地域の医師たちとの対話を深め、患者をチームとして支える」ことが、かかりつけ医の努めとして最初に挙げられている。一方で、財務省が求めている「かかりつけ医の制度化」については、「医療費抑制のために国民の受診の門戸を狭めるということならば認められない」という考えであることを明らかにした。（執筆者　畠山修司）

コラム3：かかりつけ医制度

「かかりつけ医制度」と「かかりつけ医機能」とは異なる。財務省を中心として、かかりつけ医機能を制度化する提案がなされている。かかりつけ医機能の強化や実効性向上には「制度的対応が不可欠であり、具体的には、①地域の医師、医療機関等と協力している、②休日や夜間も患者に対応できる体制を構築している、③在宅医療を推進しているといったかかりつけ医機能の要件を法制上明確化したうえで、これらの機能を備えた医療機関をかかりつけ医として認定するなどの制度を設けること、こうしたかかりつけ医に対して利用希望の者による事前登録・医療情報登録を促す仕組みを導入していくことを、段階を踏んで検討していくべきである。このような取組を伴ってはじめて、必要な機能を備えたかかりつけ医が、平時において、高齢化時代における地域包括ケア・在宅医療の担い手となる一方、こうしたかかりつけ医が緩やかなゲートキーパー機能を発揮することとなる」としている（財務制度等審議会・歴史の転換点における財政運営 2022年5月）。フリーアクセスや出来高払いを制限するものとして懸念の声も根強く、さらなる議論がなされると思われる。（執筆者　畠山修司）

文献

1）総務省統計局. 統計トピックス No.113. 統計からみた我が国の高齢者―「敬老の日」にちなんで―. 平成30年9月16日. (https://www.stat.go.jp/data/topics/topi1131.html)

2）厚生労働省.「総合医」「総合診療医」等に関する論点整理（案）. 専門医の在り方に関する検討会（第14回）. 平成24年12月26日. (https://www.mhlw.go.jp/stf/shingi/2r9852000002rudp-att/2r9852000002ruvt.pdf)

3）自治医科大学地域医療白書編集委員会. 地域医療白書. II. 地域医療への自治医

科大学の役割（貢献）. 平成14年 3 月
31日.

4 ）財務総合政策研究所. 医療制度の国際
比較（報告書）. 第 4 章 イギリスの医
療制度. 平成22年 6 月30日.（https://
www.mof.go.jp/pri/research/
conference/zk087.htm）

5 ）Kmietowicz Z. A century of general
practice. BMJ 2006；332：39-40.

6 ）自治医科大学地域医療白書編集委員会.
I-3-1 ）地域医療に求められる医師像.
地域医療白書第 3 号 2003；21-29.

7 ）大西弘高. 厚生労働行政推進調査事業
費補助金「総合診療が地域医療におけ
る専門医や他職種連携等に与える効
果についての研究」報告書. 第 5 部
総合診療医が今後果たすべき役割に
関する提言. わが国の総合診療はどう
あるべきか：内科、プライマリ・ケア、
プライマリ・ヘルス・ケア、家庭医療
を含めた歴史的変遷に基づいた考察.
平成30年 3 月.
（https://mhlw-grants.niph.go.jp/
project/26428）

8 ）福井次矢. 内科横断領域の100年. 総合
診療科. 日内会誌 2002；91：3106-3110.

9 ）Lewy RM. The emergence of the
family practitioner: an historical
analysis of a new specialty. J Med
Educ 1977；52：873-81.

10）Millis JS（Chair）. The Graduate
Education of Physicians: The Report
of the Citizens Commission of
Graduate Medical Education
（Commissioned by the American

Medical Association）. Chicago,
American Medical Association, 1966

11）Folsom MB（Chair）. American
Public Health Association and
National Health Council. Health is a
community affair. Report of the
National Commission on Community
Health Services. Boston, MA:
Harvard University Press; 1966.

12）AMA Meeting the Challenge of
Family Practice. The Report of the
Ad Hoc Committee on Education for
Family Practice of the Council of
Medical Education. Chicago, IL:
American Medical Association
（AMA）; 1966

13）全国地域医療教育協議会. 地域医療教
育に関する全国調査報告書. 令和 2 年
12月.

14）厚生労働省. 医師臨床研修制度の変遷.
（https://www.mhlw.go.jp/topics/
bukyoku/isei/rinsyo/hensen/）

15）福井次矢、今中孝信、青木誠、大滝純
司、伴信太郎、松村理司、向原茂明.
日本医学教育学会総合診療ワーキン
ググループ. わが国の教育病院におけ
る総合診療の現状—「総合診療に関す
る現状調査アンケート」報告—. 医学
教育 1997；28（ 1 ）： 9 -17.

16）草場鉄周、佐藤弘太郎、加藤光樹、神
廣憲記、田極春美. 第 3 部 総合診療
医に対する住民の意識調査. 厚生労働
行政推進調査事業費補助金「総合診療
が地域医療における専門医や他職種連
携等に与える効果についての研究」報

告書.（https://soshin.pcmed-tsukuba.jp/education/report/pdf/03_001.pdf）

17）江口成美、出口真弓. 日本医師会総合政策研究機構（日医総研）ワーキングペーパー. 第5回 日本の医療に関する意識調査. No. 331. 2014年12月24日.（https://www.jmari.med.or.jp/wp-content/uploads/2021/10/WP331.pdf）

18）日本医師会・四病院団体協議会. 医療提供体制のあり方. 日本医師会・四病院団体協議会合同提言. 2013年8月.（https://www.ajha.or.jp/topics/4 byou/pdf/131007_1.pdf）

19）財務制度等審議会. 歴史の転換点における財政運営. 2022年5月.（https://www.mof.go.jp/about_mof/councils/fiscal_system_council/sub-of_fiscal_system/report/zaiseia20220525/01.pdf）

第1章

へき地医療に従事する医師

第2章

小谷和彦

自治医科大学地域医療学センター地域医療学部門

【本章のポイント】
・へき地医療の確保に向けて、都道府県において医療計画が策定されている。
・無医地区は徐々に減っているが、準無医地区は微増傾向を示している。
・へき地診療所、へき地医療拠点病院、へき地医療支援機構による組織体制が確立してきている。
・へき地医療に携わる医師からは、へき地での特異的な診療能力の必要性とともに地域を診る醍醐味がしばしば語られている。

1 はじめに

　へき地保健医療の観点から、へき地とは、交通条件および自然的・経済的・社会的条件が十分に整備されていない中山間地や離島等で、医療（ケア）が提供されにくい地域を指す[1]。こうした地域には、無医地区等に該当したり、へき地診療所が開設されたりしている地区が含まれ、医療の確保に向けた対策は依然として必要である[2]。へき地医療の現状について触れてみたい。

2 へき地医療の対策

　へき地の医療については、1956（昭和31）年に「へき地保健医療計画」が策定（厚生省［当時］）され、これをもとに、都道府県において医療従事者の確保や医療提供体制の整備を中心にした対策が経時的に進められてきた。一方で、都道府県が策定する「医療計画」の5事業（救急医療、災害医療、周産期医療、小児医療、へき地の医療）の中に「へき地医療」は含まれている。そこで、へき地保健医療計画は、第7次医療計画（2018〔平成30〕年度〜）の策定時に、都道府県の「へき地医療」事業計画に一本化（統合）され、今日に至っている[3]。都道府県ごとにへき地の実情は異なるとしても、その計画には以下のような内容が含まれ得る：へき地医療の現状分析、医療体制の体系化、へき地医療従事者の育成やキャリア支援、チーム医療や地域包括ケアの構築、行政的支援などである。

　1956年度（第1次）から11次に渡って策定されたへき地保健医療計画を振り返ると、へき地医療の進展を伺い知ることができる（資料図2-1）。第1次計画では無医地区におけるへき地診療所の設置が掲げられた。第2次では巡回診療車や患者搬送車等の配備が主眼となった。その後、第3次ではへき地診療所への医師派遣事業、地域内連携体制、医師等確保修学資金制度、

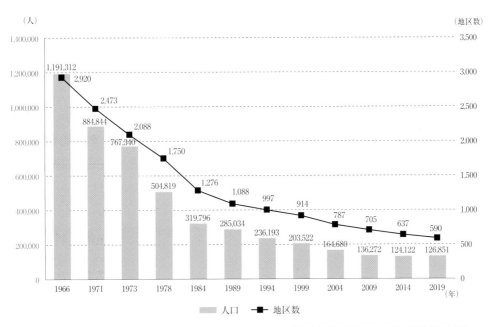

（無医地区等調査(1966〔昭和41〕年～2019〔令和元〕年)）

図2-1　無医地区数と同地区人口の推移

第4次ではへき地保健指導所やへき地中核病院（巡回診療の実施を含む）の整備、第5次では医師確保事業、へき地診療所診療支援に向けた医療情報システムの導入、第6次ではへき地診療所の医師等の医療技術向上に資する研修機能の強化、診断機器の配備、へき地診療所とへき地中核病院との連携や代診医派遣の体制整備、第7次ではへき地勤務医師の確保に向けたローテーション計画、へき地医療担当指導医の育成、第8次ではへき地医療支援病院やへき地診療所（特に訪問看護の実施）の運営支援、第9次ではへき地医療拠点病院やへき地医療支援機構の整備、第10次ではへき地医療支援機構の機能強化（非常勤医師配置）、へき地医療情報システムによる24時間相談体制の整備、そして第11次ではへき地医療支援機構の機能強化（医師キャリアパスやドクタープールの推進）、全国へき地医療支援機構等連絡会議の設置といった重点項目が、順次追加され、施策が講じられてきた。こうした経緯を概括すると、初期にはへき地診療所のような前線施設に焦点が当たっていたが、計画を重ねるたびに、同診療所と連携する拠点的病院、さらにその連携を支援するへき地医療支援機構のような組織体制が都道府県レベルで確立されていった感がある。同時に、担い手であるへき地医療従事者の確保については早期から中心的課題に置かれ、修学資金の制度化、研修やキャリア形成に係る支援などが計画に組み込まれてきた。そして、最近では情報通信技術を組み合わせた診療システムや全国的な情報交換の必要性が挙げられるようになっている。

3 無医地区等の推移

　医療機関のない地域で、当該地区の中心的な場所を起点として半径で概ね4kmの区域内に居住者が50人以上（1965〔昭和40〕年以前の規定では300人以上）あり、かつ容易に医療機関を利用できない地区が「無医地区」とされている（厚生労働省）[4]。わが国においては590か所の無医地区があ

る（2019〔令和元〕年、図2-1）[4],[5]。無医地区数は、北海道、広島県、大分県、高知県、島根県に比較的多い（図2-2）が、この数は、全国的には徐々に減少している（図2-1）[4],[5]。この減少には、人口の減少、交通網の整備、医師の派遣対策のような背景要因があるとされている[2]。

　無医地区の規定には当たらないが、医療事情をはかり、無医地区に準ずる地区として「準無医地区」がある（都道府県

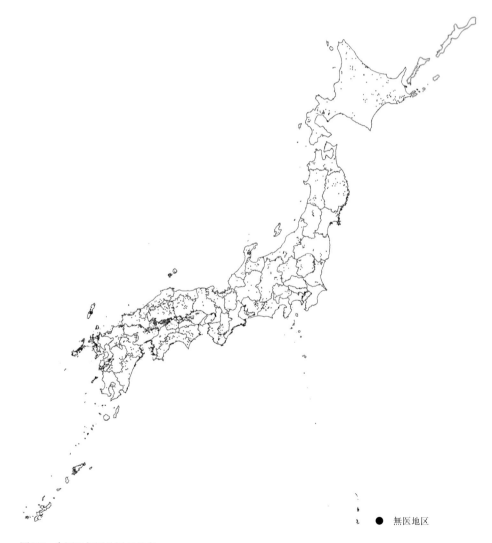

● 無医地区

図2-2　全国の無医地区の分布

知事の指定による）。準無医地区は494か所（2019年）あり、人口減少の影響もあって、最近、増加傾向にあると見られている（図2-3）[4]。

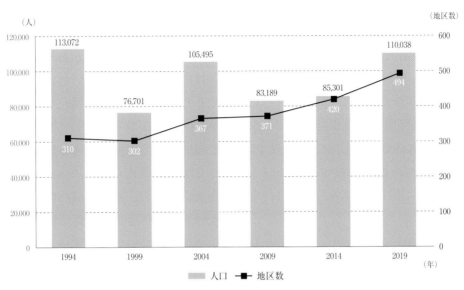

（無医地区等調査（1994〔平成6〕年〜2019〔令和元〕年））

図2-3　準無医地区数と同地区人口の推移

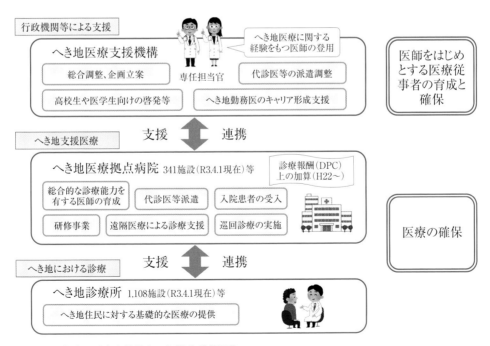

図2-4　へき地の医療を提供する組織体系（概要）

4　へき地医療提供体制

　無医地区の規定に照らして、「へき地診療所」の設置が認められている（図2-4）[6]。へき地診療所は、その診療所を中心にして半径で概ね4km内に他の医療機関がなく、その区域内の人口が1,000人以上で、最寄りの医療機関まで30分以上（通常の交通機関の利用または徒歩）を要する地区、あるいは人口が300人以上、1,000人未満の無医島に設置される（厚生労働省）。全国に1,108施設ある（2021〔令和3〕年）。

　また、「へき地医療拠点病院」の指定も行われており、全国に341施設ある（2021年）。へき地医療拠点病院は、無医地区等への巡回診療、へき地診療所への代診医派遣、へき地診療所等への継続的な医師派遣を主要事業としている[2],[3],[7]。遠隔医療によるへき地医療支援も必須事業として勘案される。

　「へき地医療支援機構」は、へき地診療所やへき地医療拠点病院の支援をはじめとして、へき地医療体制の調整や指導に当たる。都道府県単位で設置され、広域的なへき地医療に関する業務を担う。へき地医療従事者の就業支援（広報活動を含む）、へき地医療機関の活動支援、研修の企画と運営、情報や研究機会の提供、国との連絡調整（例：全国へき地医療支援機構等連絡会議）も行う。地域枠等卒業医師の養成や就業を担当する地域医療支援センターと連携する場合もある。

5　へき地における診療

　へき地医療における診療についてはいくつかの特徴が言われている。へき地診療所やへき地にある病院での診療は、一般に、医師が少数であることからその対応する範囲は広い。すなわち、いわゆる臓器専門分化した診療に必ずしも特化せず、保健や福祉・介護の領域も包括して地域全体に向けた幅広いケアを提供できる総合医の素養を伴う実践が求められる。へき地での様々な調査結果から、総合診療への習熟の必要性が伺える。へき地・離島で実践されている診療項目についての全国調査では、生活習慣病、在宅医療や介護領域、予防接種、小児領域、湿疹や鼻炎への対応などは上位に挙げられている（表2-1）[8]。さらに、外傷や整形外科疾患、健康診査などへの対応も比較的上位を占める[8]。離島診療所で見られる健康問題についての調査では、急性上気道炎(かぜ)をはじめとする呼吸器疾患、消化器疾患、高血圧症をはじめとする生活習慣病の管理のほかに、筋骨格系疾患や皮膚科領域への対応が上位に位置する[9]。近年のへき地・離島住民の高齢化につれて筋骨格系疾患や特定の臓器に限定しない疾患への対処の増加も見込まれている。

　また、ヘリコプターや巡回診療車（船）の使用に見るような患者搬送や移動手段、さらに高度専門的な設備の制約は、診療を特徴づける。病状や疾患によっては専門医と連携した診療が必要になる。最近では、情報通信技術の発展によって、遠隔診療システムの使用が普及しつつある[10],[11]。へ

表2-1　全国のへき地診療所で実施されている診療項目

順位	診療項目	実施割合(%)
1	生活習慣病(高血圧・糖尿病・高脂血症等)の管理	90.7
2	介護保険意見書の提出	87.9
3	湿疹の外用治療	87.3
4	褥瘡の保存的治療	81.4
5	往診・在宅医療	79.7
6	予防接種	79.3
7	小児の診察	76.7
8	虚血性心疾患の心電図等による診断	75.7
9	鼻炎の治療	73.9
10	四肢外傷の初期治療(骨折を除く)	73.0
11	心筋梗塞治療後(退院後)の外来通院と薬物治療	72.9
12	校医・園医	72.7
13	健康診断	72.4
14	基本健康診査	70.2
15	急性虫垂炎の診断	69.6
16	腰痛症・肩関節周囲炎に対するトリガーポイント注射	67.9
17	視力検査	67.4
18	鼻出血	67.2
19	健康相談・健康教室	67.2
20	大腸がん検診(便潜血検査)	66.6

（文献12を参照）

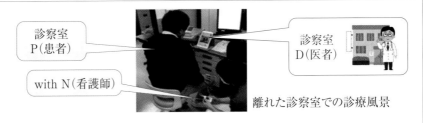

オンライン診療を実施しているへき地医療機関はD(doctor) to P(patient) with N(nurse)の様式が少なくない。

A施設：D to D or D to P with N

診療所までの移動時間や、診療までの待ち時間が短縮された。
患者や介助者の負担が軽減され、役立つ仕組みであるとの声がある。

B施設：D to P with N

(新型コロナウィルス感染症の発生で)巡回診療ができなくなり、オンライン診療で代替した。

専門医や代診医派遣のD to Dに対するニーズも潜在している。

図2-5　オンライン診療に係るへき地医療現場の実際

第
2
章

き地診療所とへき地医療拠点病院、あるいは専門診療を提供する病院との間での画像診断や病理診断、あるいは専門医への受診予約を含めた診療相談の事例が見られている。看護師の支援を伴う患者-医師間でのオンライン診療の事例も知られている（図2-5）[7], [11]。今日、オンライン診療は感染症流行時にも有用であることが示唆されている。まさに多様な場と人が繋がる診療の実践が進んでおり、へき地医療では、必要に応じて遠隔診療を取り入れた体制を考案する時代を迎えている。

限られた資源や住民と協働した地域包括ケアシステムの構築や多職種連携によるケアはへき地医療を特徴づける一光景である。例えば、医師、看護師、行政職員らと話し合いながら、近隣住民や退職後医療従事者による互助的な活動が見られる[12]。比較的新しい展開だが、へき地医療に対する特定行為研修修了看護師の果たす役割も示されつつある[13], [14]。これらは多様な人たちが結びついた地域基盤の取り組みとし

て特筆される。

診療とともに、へき地や離島が持つ医学教育の意義についても言及しておきたい。へき地は、地理的境界や人的ネットワークのまとまりにおいて‘地域’を意識しやすい場である。すなわち、地域を診ることを旨とする‘地域’医療や総合診療の教育において適した教育機能を有する場所のひとつであると目されている[15]。

❻ おわりに

現在、へき地医療はその確保に向けて、都道府県の医療計画の中で対策され、へき地医療提供体制が確立してきている。無医地区は徐々に減っているが、準無医地区は微増傾向を示している。こうした中、へき地での診療、そして教育に関する特異的な面は、へき地医療の醍醐味として多くの先達によって語られてきているところである。

コラム1：自治医科大学卒業医師の全国の勤務先

自治医科大学はへき地等の地域医療を担う医師を育成するために都道府県が共同して設立した大学である。各都道府県から入学生を募り、卒業後の一定期間には出身都道府県でのへき地等医療機関での勤務が義務付けられている。同大学卒業医師は、2022（令和4）年7月時点で4735名を数え、その殆どは義務勤務期間にへき地診療所をはじめとする医療機関を異動する循環型の勤務形態をとり、地域社会への貢献を果たす。義務勤務終了後においても約7割が出身都道府県に止まり、約3割がへき地等で勤務している。なお、2021（令和3）年度においては、全国のへき地診療所のうちの113施設（10%）に223人が勤務し、へき地医療拠点病院のうちの341施設（55%）に824人が勤務している（資料図2-2）。

コラム2：諸外国の事情

無医地区等の規定やへき地医療従事医師の確保に関してはわが国に特有な対策がなされてきたと思われる面があるが、諸外国においてもへき地医療に関して様々な検討が見られている。海外では、人口（密度）や医療へのアクセス（施設や専門職との距離）をもとにへき地を規定することが多い（Health Resources and Services administration[16]、Modified Monash Model[17]、Rurality Index of Ontario[18] のような例が知られている）。医師の確保について、特に医師の養成と定着への取り組みについては熱心に研究されている[19]〜[23]。諸外国では、へき地出身者に対する働きかけ、医学教育や医師研修の過程でのへき地医療体験、スカラシップ制度、行政的な就業支援などの効果が指摘されてきている。

第2章

文献

1）厚生労働省. 第6回へき地保健医療対策検討会（平成17年1月24日）資料 -1.（https://www.mhlw.go.jp/shingi/2005/06/s0608-9a.html）

2）小谷和彦. 地域医療の現状分析　へき地医療. 地域医療学入門（日本医学教育学会地域医療教育委員会・全国地域医療教育協議会合同編集委員会監修、岡崎仁昭、松本正俊編著）（分担）、診断と治療社、東京、2019；24-25.

3）小池創一、松本正俊、鈴木達也、寺裏寛之、前田隆浩、井口清太郎、春山早苗、小谷和彦. 医療計画におけるへき地医療に関する研究. 厚生の指標 2020；67（5）：20-26.

4）厚生労働省. 全国へき地医療支援機構等連絡会議（令和2年9月4日）資料 2.（https://www.niph.go.jp/h-crisis/wp-content/uploads/2021/09/20210906105857_content_10800000_000827573.pdf）

5）寺裏寛之、小谷和彦、野原康弘、小池創一. 医師確保計画における医師少数スポットの実態：無医地区との関係の検討. 厚生の指標 2021；68（8）：1-8.

6）厚生労働省. へき地医療について「へき地における医療の体系図」（令和3年4月1日現在）（https://www.mhlw.go.jp/stf/newpage_20900.html）

7）厚生労働省. 第11回第8次医療計画等に関する検討会「第8次医療計画に向けて（へき地の医療）」（令和4年7月27日）参考資料3.（https://www.mhlw.go.jp/content/10800000/000969391.pdf）

8）厚生労働省. へき地・離島医療マニュアル（厚生労働省医療技術評価総合研究「持続可能なへき地等における保健医療を実現する方策に関する研究」（主任研究者　鈴川正之）資料1.（https://www.mhlw.go.jp/topics/2006/05/dl/tp0524-1a03.pdf、2012）

9）Morita Y, Kuroki S, Lefor A, Kajii E. Analysis of the reasons for visits a clinic on an isolated island. Gen Med 2012；13（1）：30-36.

10）山野貴司、小谷和彦. ICTの利活用と地域医療；和歌山県による全県的な取

り組み．医療と検査機器・試薬 2021；
44（1）：57-60.

11）寺裏寛之、井口清太郎、前田隆浩、小
谷和彦．へき地医療におけるオンライ
ン診療の実際．日本糖尿病情報学会誌
2022；20（1）：19-23.

12）国民健康保険診療施設協議会．厚生労
働省老人保健健康増進等事業「離島等
における介護サービスに向けた人材育
成や自治体による支援方策に関する調
査研究事業（委員長　小谷和彦）」報告
書．（https://www.kokushinkyo.or.jp/
index/principalresearch/tabid/57/
Default.aspx?itemid=782&dispmid=1547、
2021）

13）春山早苗．特定行為研修修了看護師が
これからの地域医療にもたらすもの．
医学のあゆみ 2020；272（6）：551-555.

14）村上礼子、春山早苗、江角伸吾、小谷
和彦．へき地診療所における特定行為
研修修了看護師の活動に対する期待．
自治医科大学看護学ジャーナル 2021；
19：3 -12.

15）松山泰、小谷和彦、前田隆浩．地域医
療教育の現状と展望 − 特別シンポジ
ウム「コロナ禍を経て見えてきた地域
医療教育の進化と本質」を踏まえての
論考．医学教育 2021；52（5）：421-
426.

16）HRSA.（https://data.hrsa.gov/topics/
health-workforce/shortage-areas）

17）Australian Government.（https://
www.health.gov.au/health-topics/
r u r a l - h e a l t h - w o r k f o r c e /
classifications/mmm）

18）Population growth in Canada's rural
areas.（https://www12.statcan.
gc.ca/census-recensement/2021/as-
sa/98-200-x/2021002/98-200-x2021002-
eng.cfm）

19）Matsumoto M, Inoue K, Kajii
E. Long-term effect of the home
prefecture recruiting scheme of Jichi
Medical University, Japan. Rural
Remote Health 2008；8（3）：930.

20）野口都美、井上和男．諸外国における
医師供給方策に関する文献調査　へ
き地医療に着目して．へき地・離島救
急医療研究会誌 2011；11：6 -11.

21）Asghari S, Kirkland MC, Blackmore
J, Boyd S, Farrell A, Rourke
J, Aubrey-Bassler K, Godwin
M, Oandasan I, Walczak A. A
systematic review of reviews:
Recruitment and retention of rural
family physicians. Can J Rural Med
2020；25（1）：20-30.

22）Kotani K. Need for organised human
involvement to produce rural
physicians. Can J Rural Med 2020；
25（3）：128-129.

23）Shen Y, Huang X, Li H, Chen E, Kong
Y, Yu J, Liu X, Mobarak SA, Zuo Y.
Early outcomes of a rural-oriented
physician education programme
against rural physician shortages in
Guangxi province: a prospective
cohort study. BMJ Open 2021；11
（9）：e049274.

第
2
章

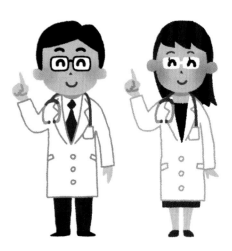

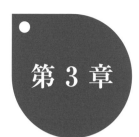

地域枠医師

第3章

松本正俊

広島大学大学院医系科学研究科地域医療システム学

【本章のポイント】

・地域枠は各大学医学部に設けられた医師偏在是正を目的とした特別入学枠であり、医学部医学科入学者全体の16%程度を占めている。

・地域枠入学者の学業成績は一般入学者と比べて遜色なく、また卒後は高い割合で地域に定着している。

・これまでは地域枠の量的拡大に焦点が置かれてきたが、今後は質の向上、制度の成熟を目指すことが求められる。

---

1 はじめに

　地域枠医師は地域医療の担い手としては比較的最近登場したが、その規模の大きさから医師偏在対策として大きな効果が期待されている。本章では地域枠制度が設立されるに至った歴史的経緯、制度の概要、そのアウトカム、そして将来展望について論じる。

2 地域枠制度の概要

　地域枠とは、医師の地理的偏在是正を目的として、地方を中心とした各大学医学部・医科大学に設置された特別枠のことである。医師の偏在は戦前から続く深刻な社会問題であったが、1970〜80年代の「一県一医大政策」や自治医科大学の設立以降は、ある程度の小康状態を保ってきた。しかし2003（平成15）年の新臨床研修制度の発足に伴い、全国的に大学病院の医局への入局

者が減り、従来地方や非都市部への医師派遣機能を担ってきた医局の派遣能力が著しく低下し、中小規模病院への医師派遣が停止あるいはそのような病院から大学病院や都市部の大病院への常勤医の引き上げといった事態が頻発するようになった。このように地方やへき地での医師不足が深刻化したことを受け、2007（平成19）年に政府は「緊急医師確保対策」を策定し、各都道府県に対して医師確保が必要な地域や診療科の充足のため、全国の医学部の臨時定員増加を認め、さらに2009（平成21）年には「経済財政改革の基本方針（骨太の方針）2008」により、この臨時定員増加をさらに加速させた。これにより、日本の医学部定員は7,600名程度から9,300名程度に増加し、この増加分のほとんどが地域枠に充てられた。2021（令和2）年時点で全国の地域枠定員は1,679名程度であり、医学部の全定員の16.2%を占めるに至っている[1),2)]。

　地域枠制度発足当初は、明確な地域枠の

定義は存在しておらず、様々な形態の「地域枠」が存在した。入学試験の在り方ひとつみても、一般入試とは別枠で入学選抜をおこなうタイプ、一般入試で選抜をおこなうが一般枠とは別の合格基準を用いて選抜をおこなうタイプ、一般入試で一般枠と同じ合格基準で選抜をおこなったうえで入学後に希望者を募るタイプなどが存在した。また奨学金と卒後の義務についても、都道府県から貸与されるタイプ、奨学金が貸与されないタイプ、一部の者のみ奨学金が貸与されるタイプなど多様であった。奨学金が貸与されるタイプの地域枠の卒業生は医師免許取得後一定期間（通常9年間程度）、奨学金を貸与した都道府県にて知事の指定する医療機関に従事するのが通常である。ただし、この義務期間のあいだに、都道府県内に留まりさえすればよいタイプと、都道府県内のより医師不足が深刻な地域（へき地等）への配置を伴うタイプの地域枠とが混在している。このように入試の形態も奨学金の有無も卒後の義務内容も都道府県・大学ごとに多種多様であり、一括りに「地域枠」と呼ぶことすら困難な時期があった[3]。現在では厚生労働省の通達により臨時定員による地域枠については一般入試とは別枠の選抜方式によって入学し、奨学金の有無に関わらず卒後は当該都道府県内で9年間以上従事し、都道府県内でも医師の確保を特に図るべき区域などで4年間程度従事するものを地域枠と定義している。この地域枠とは別に「地元出身枠」も定義されており、これは地元出身者（一定期間当該都道府県に住所を有した者）より選抜をおこなうもので、選抜方法、奨学金の

有無、卒後の従事要件は一切問わないというものである[4]。

　地域枠制度は時限立法による医学部臨時定員増によって設けられたものであるため、2019（令和元）年度をもって終了となる予定であったが、全国の大学医学部、都道府県知事会等からの強い継続要望があること、地方やへき地での医師不足が依然として解決していないことから、その後も臨時定員として定員が維持され続けている。

③ 地域枠のアウトカム

　地域枠制度がどの程度成功しているか、どの程度の効果をあげているかについて、全国医学部長病院長会議、全国地域医療教育協議会、厚生労働省などによって調査研究が行われている。ただし地域枠制度が本格的に開始されたのは2009（平成21）年頃であり、義務年限を完了した卒業生はまだ少数であるため、現状においては短期・中期的なアウトカム評価となっている[2]。

1）地域枠制度の広がりと定員充足率

　2020（令和2）年度の時点で全国82大学医学部のうち68大学が何らかの地域枠制度を有しており、そのうち65大学が奨学金貸与を伴う地域枠制度を運営している。地域枠定員の総数は1,506人で、国立大学が870人、公立大学が297人、私立大学が339人となっている。2008（平成20）年度以降、増加基調で推移してきたが、ここ数年は増え止まっている状況である。地域枠定員に占める入学者の割合（充足率）は概ね90%台で推移している[5]。

2）入学後の学業成績および医師国家試験
　　結果について

　全国医学部長病院長会議の調査による
と、医学部入学から一度も留年をせずに
6年間で卒業する者の割合（ストレート
卒業率）については地域枠入学者のほうが
一般枠入学者に比べて高いことが報告され
ている。医師国家試験合格率についても、
2013（平成25）年度から2019（令和元）
年度までのすべての年度で地域枠出身者の
ほうが一般枠出身者よりも高いという結果
であった[5]。全国地域医療教育協議会の
コホート調査でも同様の結果が報告されて
おり、特に2015（平成27）年度、2016（平
成28）年度、2018（平成30）年度の卒業
生においては、地域枠卒業生の医師国家試
験合格率は一般枠の卒業生と比べて統計学
的に有意に高かったと報告されており[1]、
医学部入学後の学業パフォーマンスについ
ては、地域枠のほうが概ね高いと言える。

3）臨床研修と診療科選択

　厚生労働省による「臨床研修修了者アン
ケート平成29〜31年」によると、地域枠
医師が指定されている都道府県内で臨床研
修を行う割合は87.8%であり、奨学金のある
地域枠に限ると91.5%と高率であった。地域
枠医師のうち出身地も出身大学も指定都道
府県内である場合、その都道府県内で臨床
研修を行う割合は93.1%まで上昇する。また、
地域枠ではない医師であっても出身地と出
身大学が一致している場合は、当該都道府
県で臨床研修を行う割合が75.6%であった。
一方、地域枠ではない医師で出身地と出身
大学が一致していない場合、出身大学の所
在する都道府県で研修を受ける者の割合は
38.3%であり、卒後の就業地と出身地には強
い関連があることが示されている[6]。

　また、臨床研修修了後に進む診療科につ
いては、全国地域医療教育協議会のコホー
ト調査によると、地域枠出身医師で内科・
総合診療科に進む者の割合は卒後5年目
時点で60%前後であり、一般医師が内科・
総合診療科に進む割合と比較して有意な差
はなかった[1]。診療科指定の地域枠も一
部にはあるものの、多くの地域枠が医師の
地理的偏在是正を目的としており、診療科
偏在の改善については必ずしも主目的とし
ていないことがこの原因と思われる。

4）勤務地のへき地度

　全国地域医療教育協議会のコホート調査
によると、都道府県奨学金の貸与を受けて
いる地域枠医師が当該都道府県内で就業し
ている割合は、卒後1年目から5年目ま
で常に90%を超えていたが、奨学金の貸
与を受けていない地域枠出身医師は卒後
1年目から4年目までは80%台前半で推
移し、卒後5年目には71.4%まで低下し
ていた。また人口密度の低い地域に従事す
る医師の割合は、一般枠出身医師に比べて
奨学金の貸与を受けている地域枠出身医師
が有意に高かったと報告されている。ちな
みに卒後5年目の時点で、奨学金付き地
域枠医師の就業市町村の人口密度中央値は
348.6人/km^{2}であるのに対し、一般医師
は2,734.4人/km^{2}と、統計学的に有意な差
が認められている[1]。

5）義務順守状況

　全国医学部長病院長会議の調査による
と、入学後に義務を完全に履行することな
く中途で奨学金を返還し離脱した地域枠学

生及び地域枠出身医師は、2008（平成20）年度から2019（令和元）年度にかけて337人（2.9%）と報告されている。離脱する時期については、6年次から卒後3年目までが多くを占めていた[5]。

全国地域医療教育協議会のコホート調査では卒業生に限った離脱率の結果が報告されており、2013（平成25）年度から2018（平成30）年度までの6年間に卒業した奨学金の貸与を受けた地域枠出身医師2,868名のうち、離脱者は129名（4.5%）であった。また、卒後5年目時点での義務順守率（離脱しなかった者の率）は、奨学金の貸与を受けた地域枠出身医師が90%、地域枠ではないものの都道府県の奨学金貸与を受けた医師が81%であり、その差は統計学的に有意であった[1]。

❹ 地域枠と自治医科大学の比較

地域枠と自治医科大学はともに医師の地理的偏在是正を目的とした制度であり、奨学金あるいは学費貸与と引き換えに知事の指定する医療機関に9年間程度勤務するという仕組みも類似している。歴史的には自治医科大学が1972（昭和47）年に設立され、その仕組みを参考にして2009（平成27）年頃から全国の大学医学部に地域枠が設置されていったという流れになる。

そしてこれら2つの制度は国際的にも他に類を見ない極めてユニークなものであったが、近年は韓国、中国において同様の制度の導入が行われ始めている[7,8]。

地域枠と自治医科大学は上述のように類似点が多くある一方、いくつかの大きな相違点もある。まず地域枠の学生は各大学医学部医学科の定員の一部として入学しており、原則として一般入学生と同じ医学教育を受けることになるが、自治医科大学は入学者全員が地域医療に重点を置いた教育を受けることになる。また、在学期間中に都道府県から貸与される金額も地域枠が学生一人につき1,000～1,500万円程度であるのに対して自治医科大学は2,300万円と高額になっている。自治医科大学は全寮制であり、また全員が同じミッションを共有しているため同僚学生からの刺激によるモチベーション維持（コホート効果）を得やすいが、地域枠ではその効果はやや弱まり、専用教育プログラムを持たない奨学金なし地域枠や、奨学金のみの学生についてはほとんど効果を期待できない。卒後についても自治医科大学医師は都道府県職員として採用され、都道府県の人事としてへき地等に勤務するが、地域枠医師は大学医局など異なるルートを介して配置されるという違いがある（図3-1）。

	自治医大	奨学金付地域枠	奨学金のみ	奨学金なし地域枠
地域志向教育	+++	++	−	＋～−
コホート効果	+++	++	−	＋～−
費用	+++	++	++	−
義務の強さ	+++	++	++	＋～−
有効度	+++	++	＋	＋～−

図3-1　地域枠と自治医科大学の比較

地域枠も自治医科大学も学生の学業成績、卒業生の地理的分布、義務の履行状況に関しては総じて高い効果を挙げていると結論づけることができるが、上述のような教育内容やコストの違いが、地域枠と自治医科大学のアウトカムの差異となって表れてもいる。2014（平成26）年から2019（令和元）年までの医師国家試験合格率は高いほうから順に、自治医科大学、奨学金付き地域枠、奨学金なし地域枠、一般医学生となっている。卒後5年目の時点での義務順守率（奨学金／学費を返還していない者の割合）は、自治医科大学98%、奨学金付き地域枠90%である（図3-2）。

また市町村を人口密度で5段階に分けたときに、最も人口密度の低いグループの市町村に勤務する者の割合は、卒後5年目の時点で、自治医科大学84%、奨学金付き地域枠66%、奨学金なし地域枠53%、一般医師21%であった。この差は統計学的に有意である[1]。したがってこれらアウトカムにおいて自治医科大学が最も高い

効果を挙げていると言える。

⑤ 展望

地域枠制度は政府によって行われた医師偏在対策としては1970〜80年代の一県一医大政策に匹敵する規模のものであり、2003（平成15）年の新臨床研修制度開始以降、大学医局の医師派遣機能が著しく低下しているなか、脆弱な地域医療を守るための切り札と言える。すべての国民に健康を保障するのは憲法25条に定められた国の義務であり、また我が国の誇る国民皆保険制度は、被保険者が平等に医療にアクセスできることを前提としてすべての国民から保険料を徴収する制度である。一部の地域において医師が適切に供給されず、医療へのアクセスが著しく困難になっている状態は法的にも社会制度的にも人道的にも許容されないであろう。地域枠制度はこのような医療の地理的格差、すなわち命の格差を少しでも埋めるために導入された制度で

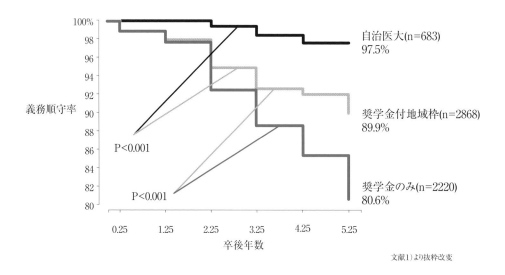

文献1）より抜粋改変

図3-2　卒業年数による義務順守率の推移

ある。2009（平成21）年の制度開始から最初の10年間はひたすら規模の拡大が行われてきたが、その後は円滑な制度運営、キャリアと義務の両立を可能とする柔軟性のある制度構築、確実な義務履行を保証するための国レベルでの取り組みなどが行われ、制度の成熟に力点がシフトしている。地域枠制度が自治医科大学とともに日本社会に深く根ざし、今後も長く続けられていくことが期待される。

文献

1 ）Matsumoto M, Matsuyama Y, Kashima S, Koike S, Okazaki Y, Kotani K, Owaki T, Ishikawa S, Iguchi S, Okazaki H, Maeda T. Education policies to increase rural physicians in Japan: a nationwide cohort study. Hum Resour Health 2021 ; 19 : 102.

2 ）一般社団法人日本医学教育学会「医学教育白書2022年版」第17章　前田隆浩、大脇哲洋、松本正俊「地域枠の現状と今後の展望」p249-256.

3 ）一般社団法人全国医学部長病院長会議「平成27年度地域枠入学制度と地域医療支援センターの実情に関する調査報告」平成28年 3 月　p 5 -21.

4 ）厚生労働省「令和 4 年度の地域枠等の定義について（事務連絡）」令和 3 年 4 月28日.

5 ）一般社団法人全国医学部長病院長会議「令和 2 年度地域枠入学制度と地域医療支援センターの実情に関する調査報告」令和 3 年 3 月.p5-34.

6 ）厚生労働省医療従事者の需給に関する検討会第34回医師需給分科資料 1「今後の地域枠のあり方について」令和 2 年 3 月12日.　p15-16.

7 ）金明中「なぜ研修医は韓国政府の医科大学の定員4,000人増員計画に反対しているのか」ニッセイ基礎研究所 2020 年 8 月24日.（https://www.nli-research.co.jp/report/detail/id=65222?site=nli）

8 ）Shen Y, Huang X, Li H, Chen E, Kong Y, Yu J, Liu X, Mobarak SA, Zuo Y. Early outcomes of a rural-oriented physician education programme against rural physician shortages in Guangxi province: a prospective cohort study. BMJ Open 2021 ; 11 : e049274.

第3章

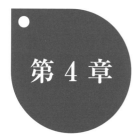

地域医療を担う公衆衛生行政の関係者

第 4 章

阿江竜介[1]　大林　航[2]　髙木佑介[3]　藤内修二[4]

自治医科大学地域医療学センター公衆衛生学部門[1]
佐賀県唐津保健福祉事務所[2]
佐賀県伊万里保健福祉事務所[3]
大分県福祉保健部[4]

【本章のポイント】
- 日本の公衆衛生は、時代とともに移り変わる社会的課題に適切に順応してきた歴史を持つ。公衆衛生の歴史を辿り、現在と比較することで得られた知見は、将来の公衆衛生上の課題を解決するヒントになり得る。
- 厚生労働省、都道府県、保健所・市町村保健センターは、地域の医療機関と公衆衛生行政とを「つなぐ」主要な役割を担う。公衆衛生行政機関には多様な職種のスタッフが所属しており、その業務の本質が多職種連携と言える。
- 保健所は地域住民の健康を支える専門的・技術的・広域的拠点としての役割を担う一方で、市町村保健センターは、地域住民の身近な（利用頻度の高い）対人保健事業を展開する役割を担う。保健師を中心とする双方の担い手が協働し、地域住民の健康の保持・増進に努めている。
- 保健所は地域の公衆衛生の要である。保健所の医師確保は長年の課題であるが、臨床と公衆衛生行政との両方にコミットできる医師を育成する仕組みが構築されれば、地域の医療現場と行政機関とをより円滑につなぐ人材の確保が期待できる。

1　はじめに

"公衆衛生"という言葉のとらえ方は、実際に公衆衛生に関わる職種により異なるかもしれない[1]。教科書的にはWinslow[2]が提唱した公衆衛生の定義（資料図 4 - 1 参照）が有名であるが、より平易な言葉を用いて「公衆衛生とは何か」を簡潔に表現するほうが、公衆衛生関係者だけでなく、一般の方々にも理解が得られやすいだろう[1]。本章ではまず、「衛生」という言葉の由来をたどり、これを軸として

「公衆衛生とは何か」を改めて定義したい。次に、日本の公衆衛生行政のあゆみを概観する。日本の公衆衛生行政は、時代とともに激しく移り変わる社会的課題に適切に順応してきた。歴史は未来を見通す窓であり、公衆衛生行政の故（ふる）きを温（たず）ね、現在の公衆衛生行政と比較することは、現時点での問題点に関して新しきを知ることにつながる。この比較によって得られた知見は、将来の公衆衛生上の問題点を予測するヒントとなる。これらを踏まえて、地域医療を担う公衆衛生行政の担い手にフォーカ

する。本来であれば、公衆衛生行政に関わるなるべく多くの職種について詳しく述べたいところであるが、本章では保健所長をはじめ「多様な場や人をつなぐ」役割を持ち、地域特性を活かしながら活動を展開している主な担い手に着目して、活動の現状と課題を概観する。

❷ 「衛生」という言葉

　我が国で「衛生」という言葉が定着したのは明治時代にさかのぼる[1),3),4),5),6)]。この言葉を普及させたのは、医師の長与専斎（ながよせんさい）である。緒方洪庵の適塾で学んだ長与は、1871（明治4）年に岩倉使節団の一員として欧米に渡った。諸外国で長与が着目したのは、伝染病対策だけでなく貧民救済や上下水道の整備など、国民全体の健康を守る社会基盤の整備事業が行政機関内に組織されていることであった。当時の日本には、これに相当する組織はおろか概念そのものが存在していなかった。そこで長与は、中国の古典である荘子の一節から音の響きのよい「衛生」という言葉を引用し、この概念と仕組みを日本に導入する構想を描いた。欧米から帰国してまもなく「医制」が1874（明治7）年に公布され、日本の衛生制度・医療制度の目指すべき方向性が示された。医制とは、長与自身が起草した行政組織、医事、薬事、公衆衛生、医学教育について定めた総合法典である。これを基盤として、1875（明治8）年に内務省衛生局（現在の厚生労働省の前身）が発足した。

　長与は「衛生」という言葉に3つの意味を込めた[1,7)]。「生命を衛る」、「生活を衛る」、「生きる権利（人権）を衛る」である。「衛生」という言葉はやがて、国民全体の「生を衛る」という意味で「公衆衛生」という言葉に発展し、憲法や法律にまで謳われるようになった（資料表4-1 参照）。すなわち、公衆衛生とは「国民全体の3つの生を包括的に衛る」という理念である。この理念の実現を目指す具体的な手段が、保健・医療・福祉・介護などの事業に相当する（図4-1）[1),7)]。医療は「生命を衛る」ための事業だが、疾病予防を目指す予防接種や健診などの保健活動も同様に「生命を衛る」事業である。福祉は、社会的弱者の「生きる権利を衛る」事業であり、介護は「生命を衛る」だけでなく「生きる権利を衛る」事業でもある。上下水道の整備や食中毒予防（食品衛生）などの対物事業は、特定の個人ではなく国民全体の「生活を衛る」事業であり、間接的に「生命を衛る」ことにも寄与している。このように、公衆衛生に関わる事業は「3つの生を衛る」目的のいずれかを重複する場合も多く、特に、保健・医療・福祉・介護のような対人事業で

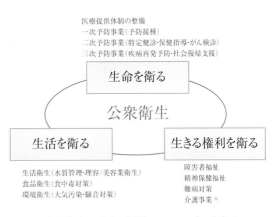

図4-1　公衆衛生の理念＝国民の3つの"生"を衛る

は、目的を共有し互いに連携しやすい素地を有している。本章では「国民全体の3つの生を衛る」ための活動や事業に関わる人すべてを「公衆衛生行政の関係者」と定義する。

③ 移り変わる社会問題に順応してきた公衆衛生行政

長与が公衆衛生の考え方を普及・啓発した明治時代初頭の社会問題は、コレラや赤痢などの急性伝染病対策であった[3),4),5),6)]。当時、衛生行政と警察行政とが連携して伝染病対策を講じていたが、政府の主導により伝染病予防法の策定だけでなく、各種の環境衛生に関する法規が整備されていった。これにより、急性伝染病に対する衛生行政施策は大きな成果を上げた。

1）保健所法の制定（保健所の設置）

大正から昭和時代にかけて、公衆衛生行政の主要な課題は、結核死亡率・乳児死亡率の改善と国民の栄養状態の向上にあった。その一方で、当時は戦時下にあり、国の最重要課題は「国防」にあった。人口を増やし、健康な国民と兵隊とを育成する「健民健兵政策」が推進され、この政策の一環として1937（昭和12）年に保健所法が制定された[4),5),8),9),10),11),12)]。当時、保健所の設置を提言したのは、厚生省ではなく陸軍省である。健民健兵政策推進の担い手として着目されたのが保健師（当時は保健婦）であり、保健師は全国の保健所を拠点として、地域に密着した健康啓発活動を積極的に展開するようになった。1937（昭和12）年の発足当初49か所に過ぎなかった保健所は、全国に散在していた健康相談所などを組織統合し、1942（昭和17）年には239か所、1944（昭和19）年には一気に770か所にまで拡大した（図4-2）。当時の保健所は、厚生省の直接の地方出先機関としてではなく、府県の営造物として設置された組織であった。すなわち保健所は、

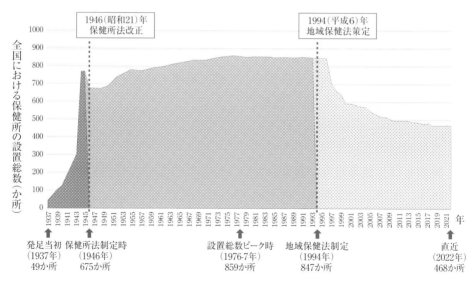

出典:全国保健所長会ホームページ（データは全国保健所長会より提供）

図4-2　我が国における保健所の設置数の年次推移

中央政府と都道府県の二元的管理体制の下に置かれたプロフェッショナルな公衆衛生組織として位置づけられていた[8),13)]。

2）終戦後の保健所法改正

終戦後の1946（昭和21）年に制定された日本国憲法において、国の責務として社会保障、社会福祉、公衆衛生の向上および増進を図ることが明記された。これを基盤として1947（昭和22）年に保健所法が全面的に改正された。米国の公衆衛生の方法論に従い、保健所の機能が大幅に拡充・強化され、現在の保健所にまで受け継がれる基礎骨格が形成された。食品衛生や環境衛生など、多くの業務が保健所長に委任され、食品衛生監視員、環境衛生監視員などの専門職が増員された。対人衛生事業（住民への保健活動）は保健師が対応する一方で、対物衛生事業（環境衛生に関わる上下水道や清掃などの業務）は都道府県・市町村の他部局がおこなう分業体制が整備された。当時の保健所の管轄区域は、市町村や郡という地方行政単位ではなく、人口10万人単位で独自に設定されていた。法改正により新たなスタートを切った保健所は、結核対策や乳幼児死亡率の低減に大きな役割を果たした。戦後の保健所は、衛生行政機能の拡張だけでなく、マンパワーの標準化や適正配置、関係機関との業務分担・ネットワーク形成により「地域の公衆衛生の向上および増進を図るための中心機関」として大きく成長を遂げた[8),13)]。

3）高度経済成長期における町村合併と国民皆保険制度の整備

戦後の日本経済の立ち直りは早く、1950（昭和30）年代から高度経済成長期に突入

した。1953（昭和28）年に、地方財政力強化を目的に町村合併促進法が制定され、町村合併が急速に進み、1961（昭和36）年までに市町村数は3分の1まで減少した（昭和の大合併）。社会保険制度の法整備が進み、1958（昭和33）年に国民皆保険制度が確立した。これに伴い国民は、全国どこでも必要なだけ医療を享受できるようになり、民間病院の病床数が急速に増加した。この時期の公衆衛生行政では、急性感染症の脅威は減退し、乳幼児死亡率への対策も一段落していた。そのため厚生省（現厚労省）をはじめとして、「予防」よりも「治療」に関心とリソースが向けられるようになった。当時、保健所の医師不足が深刻化していたことも影響して、「公衆衛生黄昏論」が提起された[8),10),14)]。

4）市町村保健センターによる保健事業の拡大

1965（昭和40）年に母子保健法が制定され、現在にまで引き継がれる母子保健の体制が整備された。これを機に、地域住民に身近な保健サービスが保健所から市町村に委任する方向性が打ち出された。1978（昭和53）年に策定された「国民健康づくり計画」に基づき、市町村に保健センターが設置され、保健所を軸に活動していた保健師の多くが市町村に移管されるようになった。こうして、対人保健サービスのマンパワーと財源とが市町村に一元化されるようになっていった。

5）地域保健法の制定

1980年代前半から低成長時代が始まり、後半から高齢者の介護問題がクローズアップされるようになった。疾病構造変化に伴

第4章

う医療提供体制の転換だけでなく、地域保健サービスのあり方が再検討され、集団を対象とする衛生行政サービスから個々人の視点を重視した施策の必要性が認識されるようになった。さらに当時の日本は、社会保障制度の再構築、国の行政改革、地方分権改革という大きな課題を抱えていた。これらを受けて、1994（平成6）年に保健所法が全面改正され、地域保健法が制定された[8),9),15),16)]。「市町村保健センター」の役割が正式に法定化され、母子保健をはじめとする多くの対人保健事業の権限が市町村に移り、保健所は「後方支援機関」として、重層的に地域保健活動を展開する体制が整備された[11)]。保健所の管轄地域が従来の「人口10万人基準」から「二次医療圏あるいは介護保険事業支援計画に準じる区域」へと拡大し、保健所の集約化が始まった。さらに、地方分権・行財政改革が推進され、保健所と福祉事務所との総合組織化が進められた。地域保健法が施行された1997（平成9）年から直近の2022（令和4）年にかけて、保健所は847か所から468か所にまで減少した（図4-2）。集約化に伴って、各保健所の管轄区域が広域化する一方、保健所は自由に職員数を増やすことができず（定数条例）、さらには財政面での制限も余儀なくされた。人員削減に伴って個々のスタッフの業務負荷が増大していった。

6）近年の公衆衛生行政

　地域保健法の制定後、阪神淡路大震災や腸管出血性大腸菌（O-157）集団食中毒事件など、地域的な健康危機事例が頻発したことを受けて、2001（平成13）年に「地域における健康危機管理について（地域健康危機管理ガイドライン）」が提言された。この提言を受け、「地域保健対策の推進に関する基本的な指針」が改正され、地域保健の専門的、技術的かつ広域的拠点である保健所が、地域における健康危機管理において中核的役割を果たすべき旨が定められた。その後は2011（平成23）年の東日本大震災の経験から、全国的に災害医療対策が強化された。少子高齢化、人口減少、貧困・所得格差などの多彩な社会的課題を抱えるなか、2019（令和元）年末に端を発する新型コロナウィルスの感染拡大の影響を受けて、医療提供体制や保健所の機能に関わる新たな課題が顕在化した。コロナ禍で加速した地域社会の大きな変化に対応し、持続可能な医療提供体制の再構築をはじめ、限られた社会資源を有効に活用した公衆衛生行政のあり方が議論されている。未来の地域社会の姿をイメージし、あらゆる職種と協働できる公衆衛生行政関係者の養成に期待が寄せられている[17),18)]。

④ 地域医療に関わる主要な公衆衛生行政機関

　地域医療を担う公衆衛生行政の関係者が活躍する主要機関の概要を、広域から狭域に別けて図4-3に示す。主要機関のうち、厚生労働省、都道府県、保健所は、地域の医療機関と公衆衛生行政とを「つなぐ」役割を担うため、地域レベルに準じた医療機関もあわせて例示した。なお、図では主な機関だけを例示しており、地域によってはこれら以外の公衆衛生行政機関が地域医療

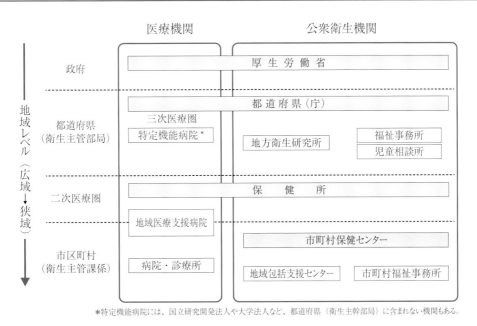

＊特定機能病院には、国立研究開発法人や大学法人など、都道府県（衛生主幹部局）に含まれない機関もある。

図4-3　公衆衛生行政の関係者が活躍する主要機関

第4章

に関わっていることもある。公衆衛生行政機関には多様な職種のスタッフが所属しており、その業務の本質が多職種連携といえる[11]。

1）厚生労働省

　厚生労働省は、全国のどの地域においても安全で質の高い医療サービスが提供できるように、地域医療に関する政策を制定・推進・評価する、我が国の中枢行政機関である。厚生労働省には、医師や歯科医師の資格を有する医系技官、薬剤師の資格を有する薬系技官、看護師と保健師または助産師の資格を有する看護系技官など、多様な専門性を持つ「技術系行政官」が所属しており、公衆衛生に関わる政策検討に関わっている。

2）都道府県

　都道府県は、具体的な公衆衛生施策を考案・実施する役割を担い、二次医療圏を設定して各地域の実情に即した「医療計画」

を策定する。たとえば地域医療構想では、都道府県が主体となって二次医療圏ごとの将来の医療ニーズを見積り、持続可能で質の高い医療を効率的に提供できる具体的な医療体制を策定・推進する。都道府県には公衆衛生を専門とする医師のほか、薬剤師、獣医師、保健師、管理栄養士など、多様な職種が所属しており多岐にわたる公衆衛生の行政施策の制定・推進に携わっている。

3）保健所・市町村保健センター

　保健所は主に二次医療圏ごとに設置され、都道府県の出先機関としての立場を取るが、地域医療だけでなく地域のあらゆる公衆衛生事業を主導するきわめて重要な行政機関である。地域保健法において、保健所は地域住民の健康を支える専門的・技術的・広域的拠点であると定められている。一方で、市区町村レベルに設置されている市町村保健センターは、地域保健事業の中心的役割を果たす機関である。市町村保健

センターは地域における対人保健事業の「前方機関」、保健所は「後方機関」として、両者は互いに連携し、重層的に地域保健活動を展開している。地域の特性に応じた活動を展開する両者は地域医療と緊密な関わりを持つため、次項で個別に取り上げる。

この他にも、地方衛生研究所は、保健所と連携し、試験検査、研修指導、公衆衛生に関わる情報の収集・解析（調査研究）などの事業を展開している（2022年現在全国に83か所設置）[3]。福祉事務所は、福祉六法に定められている社会的弱者の支援を主業務としている。都道府県が設置する福祉事務所は郡部を管轄し、市部（特別区を含む）については、各市が設置する福祉事務所が管轄している（ごく一部に福祉事務所を設置している町村もある）。児童相談所は児童福祉の専門機関であり、すべての都道府県および政令指定都市に設置義務がある。2022（令和4）年時点で、全国228か所に設置されている。

5 保健所

2022（令和4）年時点で、全国468か所に保健所が設置されている（図4-2）[3]。なお、2021（令和3）年時点では、全国で335の二次医療圏が定められている（表4-1）。全国保健所長会は[11]、現在の保健所を「都道府県型」と「政令市型」との2つに分類している。

> 都道府県型保健所：都道府県が二次医療圏区域に準じて設置した保健所。公衆衛生に関わる事業を市町村

と分担している（一部の事業は二重構造になることもある）。地域保健事業では、保健センターの業務は市町村に委託し、保健所は後方支援・協力を行う。

> 政令市型保健所：市町村と保健所との両方の事業を担う保健所。都道府県型保健所と比べて組織体系には多様性があり、一部の業務は都道府県に委任（あるいは分担）していたり、市町村の事業を別の組織で行っていたりする保健所もある。政令市型保健所は、指定都市型・中核市型・政令市型・特別区（東京23区）に分類される。政令市型保健所（2022［令和4］年現在116か所）を図4-4（A）に示す[3],[11]。

1990（平成2）年以降の都道府県型および政令市型保健所数の推移を図4-4（B）に示す。地域保健法が施行された1997（平成9）年以降、都道府県型保健所が減少した。一方、政令市型保健所では、政令指定都市型と中核市型とで異なる動向を示している。政令指定都市型保健所は、区ごとに設置されていた保健所が集約化され、年々減少傾向にある一方、中核市型保健所が増加傾向にある。この動向は、1994（平成6）年の地域保健法の制定に伴い地方自治法が改正され、新たに「中核市」が制度化されたことに起因する。さらに2014（平成26）年に、中核市の条件が居住人口30万人から20万人以上に緩和されたこともあり、今後はさらに中核市型保健所が増加する可能性がある[11]。2018（平成30）年の報告によると[16]、市町村合併に伴って

表4-1　都道府県別にみた二次医療圏の数と保健所・市町村保健センターの設置数：2021年（令和3）年

	二次医療圏	保健所	市町村保健センター		二次医療圏	保健所	市町村保健センター
北海道	21	30	160	京都	6	8	52
青森	6	8	33	大阪	8	18	78
岩手	9	10	53	兵庫	8	17	69
宮城	4	8	70	奈良	5	5	43
秋田	8	9	32	和歌山	7	8	38
山形	4	5	31	鳥取	3	3	25
福島	6	9	69	島根	7	8	36
茨城	9	10	69	岡山	5	7	64
栃木	6	6	39	広島	7	7	55
群馬	10	12	52	山口	8	8	45
埼玉	10	17	87	徳島	3	6	17
千葉	9	16	69	香川	3	5	34
東京	13	31	109	愛媛	6	7	51
神奈川	9	10	32	高知	4	6	36
新潟	7	13	87	福岡	13	18	54
富山	4	5	23	佐賀	5	5	34
石川	4	5	21	長崎	8	10	36
福井	4	7	23	熊本	10	11	54
山梨	4	5	33	大分	6	7	40
長野	10	12	105	宮崎	7	9	31
岐阜	5	8	83	鹿児島	9	14	68
静岡	8	9	53	沖縄	5	6	25
愛知	11	16	67				
三重	4	9	41	総数	335	470	2,457
滋賀	7	7	31				

出典：厚生労働統計協会：厚生の指標増刊「国民衛生の動向」2021/2022　第1編　わが国の社会保障の動向と衛生行政の体系

都道府県型保健所の管轄地域が広域化している一方で、管轄地域内の町村人口は減少傾向にある。国土の約9割を管轄する都道府県型保健所が我が国の総人口の55%をカバーしている一方で、国土の1割を管轄する政令市型保健所が残りの45%の人口をカバーしている。保健所の業務が量・質ともに二極化しつつあることがうかがえる[16]。

1）保健所の業務とスタッフ

　保健所の業務を図4-5に示す。保健所業務の市町村への権限移譲が大幅に進んだ

現在では、地域住民にとって身近な対人保健サービスが市町村保健センターから提供されているため、保健所での対人保健は広域的に行うべき専門的な業務（感染症対策、エイズ、難病対策、一部の精神保健業務など）が主体となっている。対物保健分野である食品衛生や生活衛生などのサービス提供、医療監視関連業務は、保健所特有の業務といえる。

　2020（令和2）年における保健所の常勤職員の配置状況を表4-2に示す[19]。保健所（都道府県型および政令市型）に所属

第4章

A. 政令市型の保健所（2022年現在 116ヶ所）

指定都市型（26か所）	札幌、仙台、新潟、さいたま、千葉、横浜、川崎、相模原、静岡、名古屋、浜松、京都、大阪、神戸、堺、岡山、広島、福岡（7ヶ所）、北九州、熊本　（福岡市以外は1市1保健所）
中核市型（62か所）	旭川、函館、青森、八戸、盛岡、秋田、山形、福島、郡山、いわき、水戸、宇都宮、前橋、高崎、川越、越谷、川口、船橋、柏、八王子、横須賀、富山、金沢、福井、甲府、長野、松本、岐阜、豊田、豊橋、岡崎、一宮、大津、豊中、吹田、高槻、東大阪、枚方、八尾、寝屋川、姫路、西宮、尼崎、明石、奈良、和歌山、鳥取、松江、倉敷、呉、福山、下関、高松、松山、高知、久留米、長崎、佐世保、大分、宮崎、鹿児島、那覇　（1市1保健所）
政令市型（5か所）	小樽、町田、藤沢、茅ヶ崎、四日市（1市1保健所）
特別区型（23か所）	東京23区

B. 設置主体別の保健所数の年次推移（2022年現在 116ヶ所）

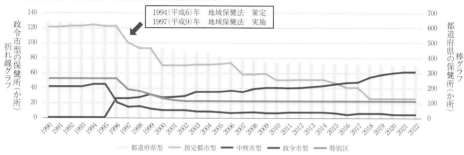

出典：全国保健所長会ホームページ（データは全国保健所長会より提供）2015年調査

図4-4　政令都市型保健所の設置数の年次推移

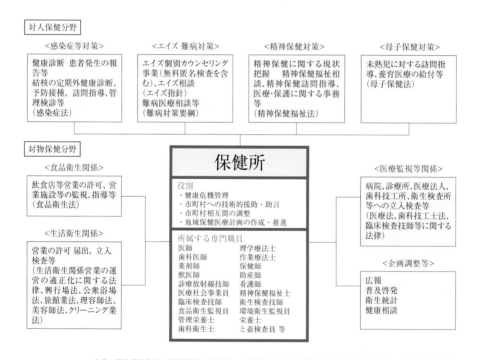

出典：厚生労働白書　平成22年版　資料編　Ⅰ制度の概要および基本統計（3）健康づくり・疾病対策　を改変

図4-5　保健所の業務

表4-2　保健所・市区町村の地域保健事業に関わる常勤職員配置状況：2022（令和4）年

	全体	都道府県型保健所	政令市型保健所[1]	合計	市町村[2]
	58,918	13,556	23,299	36,855	22,063
医　師	895	403	431	834	61
歯科医師	121	48	50	98	23
獣医師	2,462	1,230	1,230	2,460	2
薬剤師	3,245	1,716	1,524	3,240	5
理学療法士	137	20	44	64	73
作業療法士	92	22	30	52	40
歯科衛生士	708	83	318	401	307
診療放射線技師	448	242	190	432	16
診療エックス線技師	3	1	1	2	1
臨床検査技師	683	484	192	676	7
衛生検査技師	38	7	31	38	-
管理栄養士	3,984	701	880	1,581	2,403
栄養士	325	15	45	60	265
公認心理師	90	1	32	33	57
保健師	27,298	3,730	8,230	11,960	15,338
助産師	231	12	67	79	152
看護師	740	58	191	249	491
准看護師	72	1	4	5	67
その他	17,346	4,782	9,809	14,591	2,755

注：1)「政令市・特別区」には、設置する保健所を含む。
　　2)「市町村」は政令市・特別区以外の市町村。市町村に所属する常勤職員は主に市町村保健センターに所属
　　　すると推察できる。

する常勤職員の総数は36,855人であり、そのうち保健師は11,960人と全体の32.5％にのぼり、次いで薬剤師3,240人（8.8％）、獣医師2,460人（6.7％）、管理栄養士1,581人（4.3％）、医師843人（2.3％）の順に割合が大きかった。政令市型保健所に所属する保健師数とその割合（8,230人［35.3％］）は、都道府県型保健所（3,730人［27.5％］）よりも多かった。市町村保健センターを運用している政令市型保健所が比較的多いことがうかがえる。保健所には市町村保健センターへの技術的・専門的な支援を行う役割があり、医師をはじめとする多くの公衆衛生の専門職が所属している。多様な職種の職員が互いに連携し、地域の健康課題に取り組んでいる。

1）コロナ禍における保健所の体制強化と課題

　コロナ禍で全国の保健所が機能不全に陥り、社会問題となったことは記憶に新しい。保健所内では、感染者や濃厚接触者への個別対応だけでなく、感染者の情報整理に多大な時間と労力が費やされた。地域保健法の成立後、保健所の集約化に伴う人員削減・管轄区域の拡大が、未知の急性感染症に対する危機管理体制の脆弱化につながったことは否めない。連日深夜まで業務が続く保健所の窮状は各種メディアでも取り上げられたとおりである。保健所の業務量オーバーの改善をめざしつつ、長期化する新型コロナウイルス感染症の対応を続けていくために、保健所の体制強化が求められるようになった。2022（令和4）年現在、厚

生労働省を中心に、以下のような具体策が進められている[3],[20]。

> ➢ 保健所の即対応体制の整備
> ➢ 想定される人員の最大需要を算出し、それに応じた必要人員を確保するために事前研修や外部委託などを活用して、各自治体で全庁的な業務体制の整備を行う。
> ➢ 自治体間の保健師等の応援派遣
> ➢ 感染拡大に伴い都道府県内で専門職（医師や保健師など）の人材調整が困難な場合、国が関係機関の協力を得て、他の都道府県の専門職の応援派遣について調整する。
> ➢ 保健師、医師、看護師など、学会や関係団体から派遣可能な専門職を確保し、必要な場合すぐに派遣できる体制を国が整備する。
> ➢ 恒常的な保健所の人員体制強化
> ➢ 2021から2022（令和3から4）年の2年にかけて、地方財源を用いて感染症対応業務に従事する保健師数を1.5倍に増員できるように調整する。
> ➢ 新型コロナウイルス感染症等に係る対応人材IHEAT（Infectious disease Health Emergency Assistance Team）による人材バンク

新型コロナウイルス感染症の世界的流行が始まった2019（令和元）年から、全国の自治体で保健師の増員がみられている（表4-3）。特に、2021（令和3）年度の地方財政対策において「保健所の恒常的な人員体制強化」が盛り込まれ、保健所で感染症対応業務に従事する保健師数を2021（令和3）年から2022（令和4）年の2年間で1.5倍に増員する計画が策定された。ただ、スタッフを増員しても危機管理対応に即効性は期待できないため、自治体内で部局を越えた全庁的な人的動員のほか、大学などの教育機関や地域の看護協会など、外部からの人的支援が得られる仕組みづくりが検討された[21]。その結果、厚生労働省からの委託を受けた一般財団法人日本公衆衛生協会がIHEAT（Infectious disease Health Emergency Assistance Team）の運用を開始した[22]。IHEATは、関係学会・団体等を通じて募集した外部の専門職で組織され、医師、歯科医師、薬剤師、保健師、助産師、看護師、管理栄養士など、多様な職種の人材が登録されている。感染症の流行が拡大し、保健所業務がひっ迫している都道府県において、当該地域内での応援職員派遣だけでは対応が困難な場合に派遣される。このほか、新型コロナウイルス感染

表4-3　自治体別にみた常勤保健師数の推移

	2017年		2018年		2019年		2020年		2021年		2022年	
	保健師数	前年比増減率	保健師数	前年比増減率	保健師数	前年比増減率	保健師数	前年比増減率	保健師数	前年比増減率	保健師数	前年比増減率
都道府県	5044	—	5081	0.7%	5064	-0.3%	5137	1.4%	5381	4.7%	5675	5.5%
保健所設置市	7777	—	8327	7.1%	8619	3.5%	8936	3.7%	9480	6.1%	9808	3.5%
特別区	1282	—	1304	1.7%	1384	6.1%	1436	3.8%	1495	4.1%	1563	4.5%
市町村	20419	—	20376	-0.2%	20420	0.2%	20652	1.1%	20774	0.6%	20957	0.9%
合　計	34522	—	35088	1.6%	35487	1.1%	36161	1.9%	37130	2.7%	38003	2.4%

出典：厚生労働省　平成29年〜令和4年（2017〜2022年）保健師活動領域調査

症の対応業務のうち、入院調整、宿泊療養施設の入所調整、患者移送、健康観察など、保健所職員でなければ実施が難しいもの以外は、自治体内での対応の一元化や外部委託を進めることで、保健所業務のひっ迫を防ぐ方針が打ち出されていた。

保健所は公的機関であり、条例による制限だけでなく、財政や人口減少などの問題を考慮しても、逓減された人材資源を急激に増加させるのは容易ではない。限られた人材資源による最大限のパフォーマンスをめざし、個々のスタッフによる業務の生産性を高める努力が求められる。ICT・デジタル技術の積極活用だけでなく、職種間の有機的な業務連携など、抜本的に見直さなければならない課題も多い。

6 市町村保健センター

市町村保健センターは、地域医療および地域保健を担う公衆衛生行政として重要な役割を担う。2021（令和3）年における都道府県別にみた市町村保健センターの数を表4-1に示す[3]。全国において市町村保健センターは2,457か所に設置されている。過去5年間で、これらの数はほとんど増減していない。

1）市町村保健センターの業務とスタッフ

市町村保健センターの業務を図4-6に示す。市町村保健センターは、地域住民にとって身近で利用頻度が高い保健サービスを一元的に提供する地域保健活動の拠点として整備されている。母子保健、健康増進、精神保健福祉の3つの事業を業務主体とし、保健所からの技術的な支援・協力を積

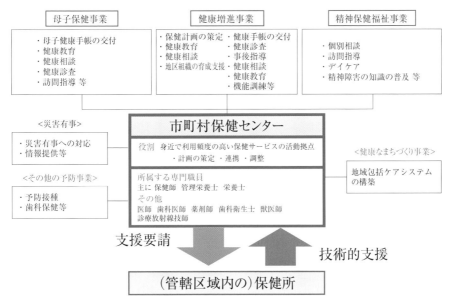

出典：厚生労働省 第1回地域保健対策検討会資料（平成22年7月20日）より改変

図4-6　市町村保健センター

極的に求め、地域のあらゆるネットワークを活用した事業を展開する役割を担う[3]。

2020（令和2）年の報告によると（表4-2）[19]、市町村（主に市町村保健センター）に所属する常勤職員の総数は22,063人であり、そのうち保健師が15,338人と全体の69.5％を占め、次いで管理栄養士2,403人（10.9％）の割合が大きかった。母子保健事業や生活習慣病の予防支援事業などの利用頻度が高い保健サービスに対して、保健師や管理栄養士が中心的に対応していることがうかがえる。

⑦ 地域保健に従事する保健師

保健師は従来「保健婦」であったが、保健師助産師看護師法の改正に伴って2002（平成14）年より保健師に名称改正された。保健師は、現代における地域保健のメインの担い手であり、地域医療に深い関わりがある。保健師は看護師、助産師と並ぶ「看護職」のひとつに位置づけられており、保健師全般の活動現状や課題については第5章（特定行為に係る看護師の研修制度と地域医療に係わる看護師）を参照されたい。本項では、我が国の保健師のあゆみをたどり、地域における保健師の具体的な業務について概説する。

1）我が国の保健師のあゆみ

我が国の保健師（保健婦）は、農村・都市部における困窮者支援や生活指導などの社会問題に取り組む小規模な活動から始まり、その後は制度化された公衆衛生行政施策に携わりながら、時代の要請に応え続けてきた[23],[24],[25],[26]。日本の保健事業は、先に民間事業として試みられ、その成果に国が追従し、政策化していったという独特な歴史を持つ。

保健師の活動は、新島襄が設立した京都看護婦学校において1892（明治25）年に初めて導入されたと言われている[23],[24],[25],[26]。看護実習生が中心となり、地域の貧困家庭を無料で訪問し、保健指導を行う慈善的活動が展開された。その後、英米における公衆衛生看護事業が国内でも紹介されるようになり、訪問指導を主体とする疾病予防・健康増進をめざした地域レベルの公衆衛生活動が着目されるようになった。これらの活動の発展に伴って、保健師の教育・養成が全国的に始まった。この時代の日本では、諸外国と比較して乳幼児死亡率が著しく高い状況にあったが、妊産婦支援や育児相談を中心とした保健師の地域的な訪問指導が大きな成果を上げ、1920（大正9）年代以降、乳幼児死亡率は低下していった。これにより、政府は地域に密着した保健事業の重要性を認識し、活動を全国的・組織的・計画的に推進することをめざした。1937（昭和12）年、保健所法の制定に伴い「保健師（当時は保健婦）」が法的に明示され、乳幼児、妊産婦、結核患者、感染症患者、精神病患者などの訪問指導が本格化していった。当時の保健師（保健婦）の拠点は、全国の保健所であった。さらに、1947（昭和22）年の保健所法改正により、母子保健事業をはじめとして保健師の地域に根ざした活動が強化されていった。1978（昭和53）年に、保健師による地域保健活動の標準化をめざし、政府より初めて具体的な活動指針「市町村における保健婦活動

について」が示された。1994（平成6）年に「地域保健法」が制定され、保健所は地域住民の健康を支える専門的・技術的・広域的拠点としての役割を担う一方、市町村保健センターは地域住民の身近な（利用頻度の高い）対人保健事業を展開する役割を担う体制が整備された。

　このように、今も昔も地域住民に寄り添ってきた日本の保健師は、地域に根ざし、多様化した地域住民のニーズに応えながら、実直に公衆衛生活動を展開してきた歴史を持つ。保健師は、医師をはじめとする地域医療の担い手とも協働しながら、時代に即した「元気で健康なまちづくり」をめざして活動を展開しており[7),27)]、「多様な場や人をつなぐ」役割を持つ地域の担い手といえる。

2）地域保健に従事する保健師の役割分担

　1978（昭和53）年に政府から初めて示された保健師の具体的な活動指針は、地域社会の変化に伴って見直しが繰り返されてきた。直近では2012（平成24）年に「地域保健対策の推進に関する基本的な指針」が改正され、2013（平成25）年より新たな指針「地域における保健師の保健活動について」[28)]が厚生労働省より通知された（図4-7）。保健師はこの指針に基づき各地域で保健活動を展開しているが、所属機関（主に保健所あるいは市町村）により役割・業務を分担し、地域住民の健康の保持・増進に努めている。

（1）保健所に所属する保健師

　保健所に所属する保健師は、管轄内の市区町村や医療機関と連携して広域的な健康課題を把握し、その解決に取り組む必要が

1. 地域診断に基づくPDCAサイクルを実施する
2. 個々人の課題から地域全体の課題への視点を持って保健活動を展開する
3. 予防的介入を重視する
4. 地区活動に立脚した活動強化に努める
5. 地区担当制を推進する
6. 地域特性に応じた健康なまちづくりを推進する
7. 部署横断的な保健活動の連携と協働を推進する
8. 地域のケアシステムを構築する
9. 各種の保健医療福祉計画を策定・実施する
10. 保健活動に資する人材を育成する

出典：厚生労働白書　平成25年　地域における保健師の保健活動について　を改変

図4-7　地域における保健師の保健活動について

ある。つまり、管轄区内の市区町村で推進されている地域保健活動全体をマネジメントする役割を有する。さらに、難病対策や結核・感染症対策、エイズ対策のほか、災害を含めた健康危機状況に順応できる体制の構築、新たな健康課題に対する先駆的な保健活動の事業化および普及など、より広域的・専門的・技術的な保健サービスの提供が求められる。これらの保健事業のほか、保健所に所属する保健師は、地域の健康情報の収集・分析を行い（地域的な調査研究の実施）、その結果に基づいて保健医療福祉計画を策定する役割を担う。さらには、管轄内の市区町村と重層的な連携体制を構築して、保健・医療・福祉・介護の包括的なシステム構築や、ソーシャルキャピタルを活用した健康づくりの推進を図る活動にも取り組んでいる。

（2）市町村に所属する保健師

　市町村に所属する保健師は、市町村保健センターを拠点として、地域住民の身近な対人保健サービスを総合的に行う役割を担う。市町村の保健師は、管内をいくつかの区域に分けて担当者を配置し（地区担当

制）、担当保健師が地区ごとに「住民の身近な健康問題に取り組む」ことを目指した活動を展開する。具体的には、乳幼児健診などの母子保健サービスのほか、特定健康診査、特定保健指導、介護保険事業などのサービス提供を担う。これらの保健事業のほか、防災計画、障害者プラン、まちづくり計画などの地域的な施策に（必要に応じて）参画するとともに、地域包括ケアシステムの構築の推進を図る活動にも取り組んでいる。

❽　行政機関に従事する医師

　厚生労働省、都道府県、保健所などの行政機関に所属する医師は、保健医療や公衆衛生を専門領域とし、地域医療に関わる業務を担う。2020（令和2）年の医師・歯科医師・薬剤師統計によると[29]、行政機関に従事する医師は国内で1,805人（国内

の医師全体の0.5％）に過ぎず、少数であった。年次推移を見てみると（図4-8）[29]、医療機関に従事する医師は近年増加傾向にある一方で、行政機関に従事する医師は横ばい傾向にある。医師総数における割合を見てみると（図4-9）[29]、行政機関に従事する医師は低下傾向にある。保健所医師をはじめとして、行政機関に従事する医師の確保と養成は長きにわたる重要な課題であり、実は1950年代から指摘され続けていた[10]。特に昨今、新型コロナウイルス感染症の世界的蔓延に伴って、行政機関では慢性的な医師の不足による様々な弊害が顕在化している。

1）保健所の医師

　保健所は地域の公衆衛生の要であり、その役割と機能を十分に発揮していくためには、保健所長をはじめとする「保健所の医師」の役割が重要である。特に保健所長は、多様な職種によって構成される保健所をまと

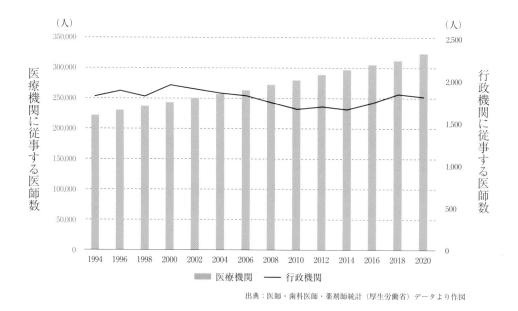

出典：医師・歯科医師・薬剤師統計（厚生労働省）データより作図

図4-8　医療機関および行政機関に従事する医師の年次推移

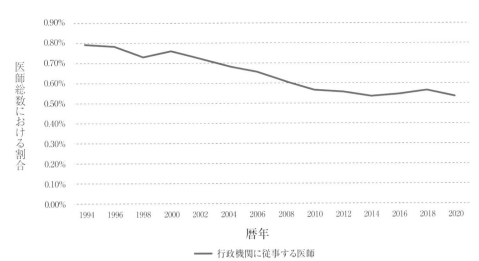

出典：医師・歯科医師・薬剤師統計（厚生労働省）データより作図

図4-9　医師総数における行政機関に従事する医師の割合

めていくリーダーシップが必要とされる[11]。さらには、保健所内にとどまらず、地域において公衆衛生を司るリーダーであることも求められる[11]。地域保健法において、保健所長の要件は「医師であって、かつ3年以上にわたる公衆衛生の実務に従事した経験がある者か、あるいは国立保健医療科学院の養成訓練課程を修了した者であるか、その有する技術または経験が前二者に匹敵する者でなくてはならない」とされている。地域によっては、所長以外にも複数の医師が所属する保健所が存在する。

（1）保健所の医師の性・年齢分布

　2015（平成27）年における保健所の医師の実態（性・年齢の分布）を、所長とそれ以外の医師にわけて図4-10に示す。保健所長の37％は60歳以上、47％は50歳代であり、保健所長が高齢化してきていることが推察できる。今後、定年を迎える保健所長が急増した場合、保健所の医師の不足が深刻化する可能性がある。一方で、所長以外の医師は、49歳未満が半数以上（58％）

を占めており、公衆衛生を志す若手医師や中堅医師が保健所で活躍していることもうかがえる。保健所に所属する若手や中堅の医師は女性が多いことが特徴的であり、将来的に女性の所長が増加する可能性がある。

（2）保健所の医師の不足

　保健所の医師の確保は長年の課題であり、様々な対策が講じられてきた。2004（平成16）年の地域保健法改正により、医師以外の職種でも要件を満たせば保健所長を委任できるようになった（保健所の医師の確保が著しく困難である場合に限り、医師と同等以上の公衆衛生行政に必要な専門的知識を有すると認めた技術職員を2年以内の期間に限り保健所長とすることができる）。現在では、医師以外の職種が保健所長を委任している地域も存在する。さらに近年では、ひとりの医師が複数の保健所長を兼務する割合が上昇してきている（図4-11）。2011–2015（平成23–27）年の段階では、約10％の保健所で所長が複数の保

第4章

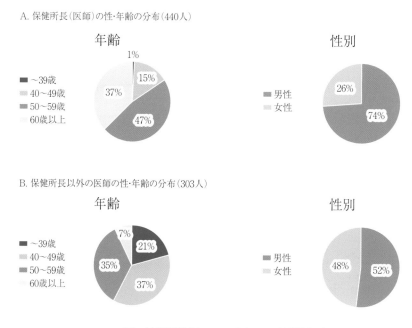

A. 保健所長（医師）の性・年齢の分布（440人）

年齢

- ～39歳
- 40～49歳
- 50～59歳
- 60歳以上

1%
15%
37%
47%

性別

- 男性
- 女性

26%
74%

B. 保健所長以外の医師の性・年齢の分布（303人）

年齢

- ～39歳
- 40～49歳
- 50～59歳
- 60歳以上

7%
21%
35%
37%

性別

- 男性
- 女性

48%
52%

出典：全国保健所長会ホームページ（データは全国保健所長会より提供）2015年調査

図4-10　保健所に所属する医師の性別・年齢分布

健所を兼務していた。過去の報告では、医師1人体制の保健所が約70％を占めており、特に都道府県型保健所ではその割合が高い傾向にあった[15], [30]。

（3）保健所の医師確保に向けて

　保健所の医師確保に向けて、多くの具体的な課題が指摘されている。たとえば、公衆衛生を志す若手医師の養成、30～50歳代の中堅保健所医師の早期退職の防止、保健所医師同士の意見交換の機会減少・ネットワークの希薄化、研修や学会に参加する機会の減少などが挙げられる[15], [31], [32], [33]。この問題を解決する鍵は、保健所医師の「複数配置」を目指すことにある。たとえば若手医師は、ベテランの保健所長が所属する保健所内で一緒に働くことにより、業務に関する直接的な指導・教育が受けられる。このことは、若手医師のキャリア形成にとって望ましい。あるいは、保健所に複数

の医師を配置できれば、ひとりの医師にかかる業務負荷を軽減できる。同一所内の医師同士と相談する機会が保持されるとともに、研修や学会などへの参加機会の確保にもつながる。その結果、保健所医師の早期退職の防止につながることが期待できる。

　日本公衆衛生協会・全国保健所長会は2011（平成23）年以降、保健所の医師をはじめとする公衆衛生医師の確保をめざして、「公衆衛生医師の確保と人材育成に関する調査および実践事業（地域保健総合推進事業）」を継続している[33], [34], [35], [36], [37]。本事業では、全国の保健所を対象とした実態調査だけでなく、医学生や若手医師に対する啓発セミナーなどが積極的に実施されている。2013（平成25）年に本事業において「地方自治体における公衆衛生医師職員確保と育成に関するガイドライン」が発案された。これをもとに、総務省が作成し

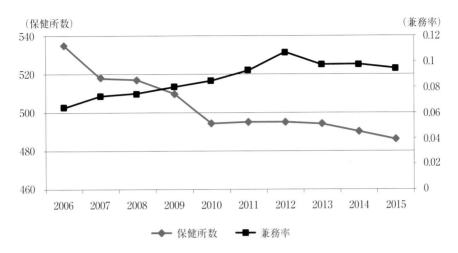

出典：宇田英典：【自治体行政と公衆衛生】地域保健法成立後20年間の保健所の推移と課題. 公衆衛生 2016, 80（1）:27-32.

図4-11　保健所数と保健所長の兼務率の推移

た「地方自治・新時代における人材育成基本方針策定指針」、厚生労働省が作成した「公衆衛生医師の育成・確保のための環境整備に関する検討会報告書」、社会医学系専門医協会が作成した「専門研修プログラム整備基準」を基礎資料として、2017（平成29）年に新たに「自治体における公衆衛生医師の確保・育成ガイドライン」が示された[32) 33)]。このガイドラインをもとに、全国の保健所において医師確保に関わる課題解決に向けた取り組みが実施されている。

２）公衆衛生を志す医師のキャリア形成

　かつての医師は、臨床医学系と社会医学系とのどちらかを選択するのが一般的であったが、近年ではその境界線がなくなりつつあり、両者は融合してきている[38)]。この潮流に乗って、2017（平成29）年に「社会医学系専門医制度」が発足した。臨床医学系の専門医制度に並んで始動したこの制度は、保健所の医師をはじめ、公衆衛生を志す医師のキャリア形成の充実を目的とし

ている。社会医学系専門医とは、保健・医療・福祉・介護だけでなく環境リスク管理や社会システムの分野に至るまで幅広い専門的知識・技術・能力を有し、時代のニーズに応じて社会全体を健康にすることを使命とする医師である（コラム 1 参照）[38)]。さらに近年では、臨床と公衆衛生とのキャリア両立をめざす医師も徐々に増えはじめ、保健所長を本務としながら診療所長（臨床医）としても活躍する医師の育成に成功した県も存在する（コラム 2 参照）。このように、臨床と公衆衛生行政との両方にコミットできる医師を育成する仕組みが構築されれば、医療現場と行政機関とをより円滑につなぐ人材の増加が期待できる。

⑨ おわりに

　本章では、公衆衛生のこれまでの歴史を概観するとともに、公衆衛生行政が現在直面している問題、地域で行政医療を担う担い手について述べた。現在、日本の公衆衛

生は、緩徐ではあるが確実に進んでいる少子高齢化問題だけでなく、予測困難で、急激に社会環境を変化させる新型コロナウイルス感染症の蔓延に対しても、迅速かつ適切に対応することが求められている。今後、公衆衛生行政がこの予測可能な「緩」と、予測不可能な「急」の問題に並行して対応するためには、双方に対応可能な柔軟性のある担い手を育成する必要がある。そのためには、行政機関と医療者現場とを互いにつなぐことができる公衆衛生関係者を育成する必要がある。行政機関と医療現場とを繋げる人材が活躍できるようになれば、これまで経験してきた「緩」「急」の問題だけでなく、現段階では想像できない、予測不可能な問題への対応も可能になろう。さらには、本章で述べてきた「地域医療を担う公衆衛生行政の担い手」を牽引できる、リーダーシップを兼ね備えた中心となる担い手の育成も、地域医療・公衆衛生の持続と発展に必要だろう。

第4章

コラム1：社会医学系専門医

臨床医学の役割は、個人（患者）を対象に疾病の診断・治療を行うことにある。一方で社会医学は、個人へのアプローチにとどまらず、社会的な種々の要因（地域、職業、環境、経済条件など）と疾病・健康問題との関係性を検討し、人々の（社会全体の）疾病予防、健康の維持・増進を目指す医学分野である。社会医学はこれまでに、地域・職域・国レベルにおいて、人々の健康増進、疾病の予防・回復、寿命の延伸などに大きな役割を果たしてきた。社会医学が果たす役割は、高い公益性を有する「生命や健康のインフラ」に相当する。医学に留まらず、科学全般、さらには経営管理などの人文系にわたる広範な学問体系を応用し、理論と実践の両面から種々の課題に取り組むことも社会医学の特徴である。

少子高齢化、多様化する健康問題、グローバリゼーションの進行、災害の多発、さらにはコロナ禍で加速した地域社会の大きな変化に対応するために、近年では社会医学の発展に期待が寄せられている。社会医学に使命感と熱意のある医師が、社会医学領域での専門性を高め、本領域をさらに発展させていくことが求められている。

臨床医学系の専門医制度に並び「社会医学系専門医制度」が2017年に発足した。社会医学系専門医とは、社会医学に関する広範囲な専門的知識・技術・能力を駆使し、時代のニーズに応じて社会全体の健康を守ることを使命とする医師である。社会医学には多岐にわたる専門領域（サブスペシャリティ）が存在しており、多彩な学会・団体が専門医制度に参画している（図参照）。様々な領域を幅広くカバーする社会医学系の共通基盤の強化・整備が試みられている。社会医学系専門医の活動領域も多岐にわたっており、臨床医学の専門医と比較して社会医学系専門医のキャリアには多様性がある。　　　　　　　　　　　　　　　　　　　　（執筆者　阿江竜介）

【参照】一般社団法人社会医学系専門医協会

社会医学系専門医制度　構成学会・団体	
学会	団体
日本衛生学会	全国衛生部長会
日本産業衛生学会	地方衛生研究所全国協議会
日本公衆衛生学会	全国保健所長会
日本疫学会	地方衛生研究所全国協議会
日本医療・病院管理学会	衛生学公衆衛生学教育協議会
日本医療情報学会	日本医師会
日本災害医学会	日本医学会連合
日本職業・災害医学会	日本専門医機構・厚生労働省（連携機関）

社会医学系専門医の人物像・活動領域
➤地域や国の保健・医療・福祉・環境行政に携わる人材
➤環境衛生、衛生研究所・環境研究所等の研究に携わる人材
➤感染症対策、災害時の保健医療活動に携わる人材
➤産業衛生など職域集団の健康維持・増進を担う人材、産業医
➤大学等で研究・教育を担い、地域や国の保健・医療・福祉・環境保全の活動、制度やシステムに携わる人材
➤国際保健（コミュニティヘルス、国のシステム）に携わる人材（国際機関、NGO、コンサルタントなど）
➤保健・医療・福祉などの組織管理、質・安全の管理、リスク管理・危機管理、情報管理を担う人材、それらの評価・向上を担う人材、それらに関わる政策づくりに携わる人材
➤保健・医療・福祉・環境分野における関連研究開発（臨床研究含む）と開発物の社会実装、およびその過程の制度的側面・倫理的側面の評価・支援・指導に携わる人材
➤医療・健康の関連産業・企業等に関わる人材

一般社団法人社会医学系専門医協会　社会医学系専門医制度の概要図（2018/4/16版）を改変

コラム2：公衆衛生医と臨床医とのキャリア両立がもたらす可能性

私は糖尿病・内分泌分野を専門領域として11年間臨床医を務めた後、佐賀県に入職し、本庁で2年間の勤務を経て、昨年度から伊万里保健所の保健所長として勤務している。公衆衛生医として通算4年足らずの勤務経験の中でその多くを語るにはあまりに力不足ではあるが、私の経験や考えを簡単に述べてみたい。

国内の糖尿病患者は増加の一途を辿り、糖尿病患者に対するわが国の医療資源は必ずしも十分でない。佐賀県は政策医療として、佐賀大学と協働し、基幹病院における患者診療の重点化および非専門医を含めた医療水準の向上を目的とした「糖尿病医療連携事業」を2012（平成24）年から開始した。私は臨床医のころ、糖尿病専門医として佐賀県東部医療圏の事業責任者を担っていた。限られた医療資源の再配分という画期的な取り組みであったが、同時に限界も感じられた。それは、当該事業が主に医療、保険者を中心として実施されたものであり、地域の本来の主人公の一人である住民の視点を踏まえたアプローチが不十分であったからである。公衆衛生とは文字通り、公衆の「生を衛る」ものであり、保健、医療、福祉、介護など、すべての事業は住民の需要に応じて供給を調節する必要がある。現在の私は、佐賀県西部医療圏の糖尿病医療連携の強化を推進しており、市民公開講座などを利用して住民の需要を把握しつつ、同時に住民向けの広報活動も展開している。医療、保険者、そして住民が同じ方向性を向いてこその政策医療である。地域医療において、臨床医は担い手（選手）としての視点が主なのに対し、公衆衛生医はマネージャー（監督）の視点が重要だ。ただし、マネージャーの知識や考えも常にアップデートすべきであり、担い手としての経験が過去のものだけになってしまうと、住民の需要を適切に把握できないかもしれない。それを解決できる可能性があるのは、プレイングマネージャー（選手兼監督）、すなわち、公衆衛生医と臨床医とのキャリア両立だと私は考えている。願わくば、このコラムを読んで、循環器疾患やがんなど、他分野を専門とする臨床医が公衆衛生の門戸を叩き、両者の視点を併せ持つ医師が醸造され、県全体の公衆衛生水準が向上していくことに期待する。

（執筆者　佐賀県伊万里保健所
兼　国立病院機構嬉野医療センター 糖尿病・内分泌内科　髙木 佑介）

謝辞

本章の執筆にあたっては、自治医科大学看護学部長の春山早苗教授より、貴重なご助言をいただきました。ここに深く感謝の意を表します。

文献

1）藤内修二.【変わる公衆衛生-公衆衛生医との連携にむけて-】公衆衛生行政と地域医療の連携 「衛生」の温故知新. 地域医学 2011；25（9）：819-823.
2）Winslow CE. The untilled fields of public health. Science 1920；51（1306）：23-33.
3）厚生労働統計協会（2022）. 厚生の指

標増刊「国民衛生の動向」2021/2022.
第1編　わが国の社会保障の動向と衛
生行政の体系. p11-49.

4）多田羅浩三. 現代公衆衛生の思想的基
盤. 日本公衆衛生雑誌 2009；56（1）：
3-17.

5）多田羅浩三. 公衆衛生の黎明期からこ
れまでの歩み. 日本公衆衛生雑誌
2018；65（6）：255-265.

6）梅渓昇. 長与専斎と「衛生」. 生活衛
生 1992；36（5）：237-238.

7）岩室紳也. 実践ヘルスプロモーション
地域医療が担うこれからの地域保
健（最終回）　変わり続ける地域保健
ヘルスプロモーションを推進させ
る専門家に. 地域医学 2014；28（2）：
144-149.

8）斎藤誠.【地方自治体と公衆衛生-総合
性と専門性の確保】公衆衛生における
地方自治・分権の軌跡と展望. 公衆衛
生 2018；82（4）：266-273.

9）星旦二、岩永俊博、高林幸司. 公衆衛
生はどう変わるか 保健所法改定を機
に 保健所の歴史的変遷と保健所法改
訂. 保健婦雑誌 1993；49（11）：848-
858.

10）西牧謙吾、新平鎮博. これからの母子
保健　日本の公衆衛生がたどってき
た歴史と保健所の役割を中心に. 大阪
市立大学生活科学部紀要 1996；43：
253-270.

11）全国保健所長会. ホームページ（http://
www.phcd.jp/）

12）総務省. デジタル時代の地方自治のあ
り方に関する研究会（https://www.
soumu.go.jp/main_sosiki/kenkyu/
digitalage_chihojichitai/index.html）

13）辛素喜. 行政組織の成長と衰退：保健
所の個体群生態学（1）〜4・完）.
自治研究 2013；89（9）：104-128.

14）公衆衛生は黄昏か？. 公衆衛生 1957；
21（1）：30-46.

15）宇田英典.【自治体行政と公衆衛生】
地域保健法成立後20年間の保健所の
推移と課題. 公衆衛生 2016；80（1）：
27-32.

16）宇田英典.【地域保健法20年】地域保
健法と保健所　これまでとこれから.
公衆衛生 2018；82（3）：210-215.

17）永井良三. 活私開公、コロナ時代のグ
ローカル医学教育. 医学教育 2022；
53（1）：1-10.

18）永井良三. 未来の社会や医療を見据え、
多様な場や人をつなぎ活躍できる医
療人を養成する大学として. 地域医学
2022；36（3）：190-199.

19）厚生労働省. 令和2年度地域保健・健
康増進事業報告の概況.（https://
www.mhlw.go.jp/toukei/saikin/hw/
c-hoken/20/index.html）

20）厚生労働省. 令和3年版　厚生労働
白書－新型コロナウイルス感染症と
社会保障－.（https://www.mhlw.
go.jp/stf/wp/hakusyo/kousei/20/
index.html）

21）角野香織、佐藤菜々、中芝健太、大
久敬子、藤井伽奈、橋本明弓、片岡
真由美、里英子、小林由美子、増田
理恵、張俊華、木島優依子、中村桂子、
橋本英樹. 公衆衛生的危機状況におけ

る教育研究機関と保健所の連携　新型コロナウイルス感染症対応の経験と教訓から. 日本公衆衛生雑誌 2021；68（3）：186-194.

22）日本公衆衛生協会. IHEAT事業概要.（http://www.jpha.or.jp/sub/menu042.html]）

23）佐藤美樹、吉岡京子、小宮山恵美、横山徹爾. Recent topics in public health in Japan 2022 Historical transition and contributions of the continuous training programs for public health nurses at the National Institute of Public Health. 保健医療科学 2022；71（1）：7 -16.

24）高尾茂子. 衛生行政システムと保健師の萌芽　近代からの歴史をとおして. ヒューマンケア研究学会誌 2014；5（2）：55-58.

25）名原壽子.【保健師ライセンスの現在】保健師ライセンスの背景　資格ができた歴史的経緯. 保健師ジャーナル 2006；62（6）：456-461.

26）菅原京子. 保健師制度再考　わが国の保健師制度の歴史と展望　いまこそ看護師資格との一本化を. 保健婦雑誌 2003；59（4）：334-343.

27）岩室紳也、中板育美、勝部麗子、奥山千鶴子. これからの地域保健と地域福祉　地域共生社会における「保健」の役割を考える. 地域保健 2017;48（2）：6 -25.

28）厚生労働省. 地域における保健師の保健活動について.（https://www.mhlw.go.jp/web/t_doc?dataId=00tb9310&d ataType= 1 &pageNo= 1）

29）厚生労働省. 医師・歯科医師・薬剤師統計.（https://www.mhlw.go.jp/toukei/list/33-20.html）

30）財団法人日本公衆衛生協会.保健所の有する機能、健康課題に対する役割に関する研究報告書：平成21年度地域保健総合推進事業（全国保健所長会協力事業）平成22年3月.（http://www.jpha.or.jp/sub/pdf/menu04_2_06_all.pdf）

31）一般財団法人　日本公衆衛生協会 平成24年度　地域保健総合推進事業 全国保健所長会協力事業 公衆衛生に係る人材の確保・育成に関する調査および実践活動報告書 平成25年3月.（http://www.phcd.jp/02/kenkyu/chiikihoken/pdf/2012_09.pdf）

32）厚生労働省. 自治体における公衆衛生医師の確保・育成ガイドライン.（https://www.mhlw.go.jp/stf/seisakunitsuite/bunya/koushuu-eisei-ishi/ikguideline.html）

33）「公衆衛生医師の確保と育成に関する調査および実践事業」地域保健総合推進事業　全国保健所長会事業班.平成29年度　地域保健総合推進事業.自治体における公衆衛生医師の確保・育成ガイドライン 2018年3月31日.（http://www.phcd.jp/02/kenkyu/chiikihoken/pdf/2017_H29_03_2.pdf）

34）日本公衆衛生協会. 平成30年度　地域保健総合推進事業　全国保健所長会協力事業　公衆衛生医師の確保と

育成に関する調査および実践事業報告書　平成31年 3 月.（http://www.phcd.jp/02/kenkyu/chiikihoken/pdf/2018_H30_tmp06.pdf）

35）日本公衆衛生協会. 令和元年度　地域保健総合推進事業　全国保健所長会協力事業　公衆衛生医師の確保と育成に関する調査および実践事業報告書　令和 2 年 3 月.（http://www.phcd.jp/02/kenkyu/chiikihoken/pdf/2019_file05.pdf）

36）日本公衆衛生協会. 令和 2 年度　地域保健総合推進事業　全国保健所長会協力事業　公衆衛生医師の確保と

育成に関する調査および実践事業報告書　令和 3 年 3 月.（http://www.phcd.jp/02/kenkyu/chiikihoken/pdf/2020_file03.pdf）

37）日本公衆衛生協会. 令和 3 年度　地域保健総合推進事業　全国保健所長会協力事業　公衆衛生医師の確保と育成に関する調査および実践事業報告書　令和 4 年 3 月.（http://www.phcd.jp/02/kenkyu/chiikihoken/pdf/2021_file03.pdf）

38）一般社団法人社会医学系専門医協会. ホームページ（http://shakai-senmon-i.umin.jp/）

第 4 章

第 5 章

地域医療に携わる看護職と特定行為に係る看護師の研修制度

川野亜津子、鈴木美津技、村上礼子
自治医科大学看護学部
江角伸吾
宮城大学看護学群

【本章のポイント】
この章では、患者の代弁者となり、各種医療者との橋渡しをし、かつ、人と様々な場をつないで地域住民の生活と健康を守る地域医療に携わる医療人の一員として、看護師、助産師、保健師という看護職に注目し、その役割と就業の現状を示す。さらに、看護職としての専門性の追求や、看護師としての役割拡大の現状を示し、看護職の地域医療における担い手としての役割を明確にする。その中でも、地域医療の担い手として、医療者間をつないだり、患者や地域住民を医療とつないだりする活躍が期待される特定行為研修制度の研修修了看護師（以下、特定行為看護師）の活動の現状やその取り組みなどの具体について示す。

1 看護師の特徴

1）看護師の役割

　看護は、あらゆる年代の個人、家族、集団、地域社会を対象とした活動である。さらに、健康の保持増進、疾病の予防、健康の回復、苦痛の緩和を行い、生涯を通して最期まで、その人らしく人生を全うできるようその人のもつ力に働きかけながら支援することを目的とする[1]。ICN（国際看護師協会）では、「健康を増進する」「疾病を予防する」「健康を回復する」「苦痛を緩和する」ことが看護師の役割であり、これらの役割を、どのような人に対しても平等かつ普遍的に果たすものと定義している。従って、看護師は、地域において、患者や

住民の健康を守るため、様々な「人」とつながりながら、患者や住民の声を代弁しつつ、ヘルスケアをマネジメントしていくことが求められている。

　昨今の日本においては、超高齢化社会の進展、疾病構造の変化、様々な医療状況の変化に合わせて、病院施設での看護から地域在宅での看護活動へと、看護を提供する場の拡大が見られ、看護職への期待は変化し続けている。また、医師をはじめとした医療人不足は加速していくことが明らかであり、各職種の専門性を活かして患者により質の高い医療を提供していくために多職種連携や医師の業務の委譲や協働となるタスク・シフト / シェアの推進が求められ、看護師の役割拡大が進められた。地域医療

提供体制の改革と合わせて、持続可能な医療提供体制を維持していくために看護師の役割は、今後さらに大きくなることが考えられる。

2）看護師数の推移

　2010（平成22）年の就業看護師数は952,723人であったが、2020（令和2）年には1,280,911人に増加している[2]。2020（令和2）年の性別の違いによる数では、男性が104,365人（8.1％）、女性が1,176,546人（91.9％）であった。2018（平成30）年と比べると、男性の増加率は9.7％で、女性は4.7％と男性の増加率が女性の2倍であった。また、人口10万人に対する看護師の割合は、2010（平成22）年は744.0人に対し、2020（令和2）年は1015.4人と増加しており、雇用形態別の就業状況は、1,051,330人（82.1％）が正規雇用で、非正規雇用の看護師の4倍以上であった[2]。看護師免許を取得していても医療現場等で働いていない潜在看護師も多く（2012年時点で約710,000人）、これからの社会状況からの看護師の需要の高まりとともに、潜在看護師の再雇用対策は大きな課題である。その一方で、男性看護師の増加は、結婚・出産などの離職理由につながるライフサイクルの影響を受けにくく、今後の看護師数の安定的確保につながる可能性が推察される。

3）看護師の就業場所と都道府県ごとの差

　2020（令和2）年末における総就業看護師実人数1,280,911人の就業場所を図5-1に示す。病院が最も多く883,715人（69.0％）、次いで診療所の169,343人（13.2％）である。就業場所の構成割合を

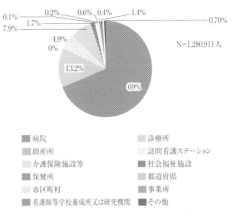

厚生労働省：令和2年衛生行政報告例（就業医療関係者）の概況

図5-1　就業場所別にみた就業看護師割合

比べると、2009（平成21）年から2019（令和元）年にかけて訪問看護ステーションは約2倍に、介護施設は約1.5倍[3]に増加しており、看護師の地域包括ケアシステムの推進に伴う働く場の変化が見られていた。

　人口10万当たりの看護師数を都道府県別にみると、高知県が1,623.4人と最も多く、次いで鹿児島県が1,476.0人、佐賀県が1,403.6人となっている。一方、埼玉県が最も少なく736.9人で、次いで千葉県が770.0人、神奈川県が791.8人、茨城県が820.5人、東京都が854.6人と関東圏が少ない現状にあった[2]（図5-2）。長く医師の地域偏在が問題として取り上げられているが、看護師の就業の地域差は、首都圏よりへき地等を多くもつ地域が充足していた。

　これらの結果から、今後、病院から施設や在宅と地域包括ケアシステムが進み、地域で生活する患者が増えることになったときに、医療現場と患者・住民をつなぐ働きが期待されると考える。

第5章

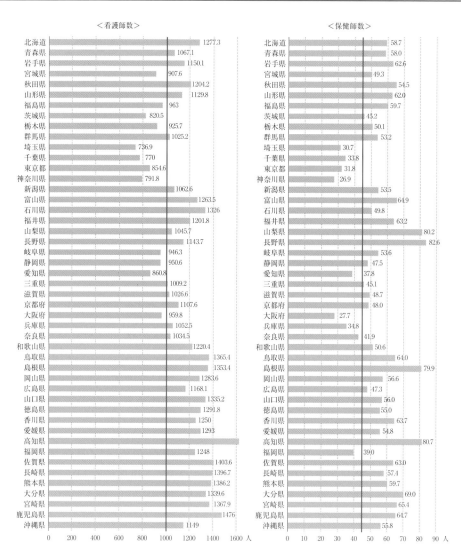

<＜看護師数＞>

<＜保健師数＞>

厚生労働省：令和2年衛生行政報告例（就業医療関係者）の概況

図5-2　都道府県別の人口10万対就業看護師数と保健師数

2　保健師の特徴

1）保健師の役割

　保健師は、保健師助産師看護師法総則第二条において、「厚生労働大臣の免許を受けて、保健師の名称を用いて保健指導に従事することを業とする者」と定義されている国家資格である。この国家資格は「名称独占」であり、国家資格がなければ「保健師」と名乗ることはできないが、保健指導については、医師法、歯科医師法にも用いられており、医師や歯科医師などの専門職の「業」、つまり役割の一部であるため、業務の独占とはならない。しかしながら、保健師における保健指導とは、「看護の働きかけの対象を本人・家族、地域社会全住民に置き、人々の健康生活上の課題に対応すること、すなわちQOLの維持・向上を

狙うもの」[4] であり、単に本人に疾患の知識を与えるということではない。対象が問題を正確に認識し、これまで培ってきた生活習慣や保健行動を正しく変容できるように本人やその家族への個別援助や、グループ・集団に対する援助、地域住民全体を対象とした援助を含むものである。

保健師の活動の場は、主に行政分野、産業分野、学校分野に分けられる。行政分野では、都道府県の保健所や市町村の保健センターなど公的保健福祉機関・施設に所属して、受け持ち地区住民全体に責任を持つ立場で、公的保健福祉サービスとして看護を提供する。市町村の福祉部門等に所属する保健師の活動も含んでいる[4]。産業分野では、企業の健康管理部門や健康保険組合に所属して、従業員の健康管理に責任を持つ立場で看護を提供する。学校分野では、学校などの教育機関に所属する。保健師として、児童・生徒・教職員の健康管理に責任を持つ立場で看護を提供することも可能であるが、学校での保健師の設置は法律で定められていないという特徴がある。一方で、養護教諭として、児童生徒および教員の健康管理に責任を持つ立場で看護を提供するには、養護教諭一種免許状、養護教諭二種免許状、養護教諭専修免許状のいずれかが必要となるが、学校安全保健法や学校教育法に定められており、小学校・中学校・高等学校での設置が義務付けられているのが特徴である。なお、養護教諭二種免許状については、保健師の国家資格を取得している場合には、所定の単位を修得することで申請により取得することができる。このように「保健師」というひとつの国家資格

ではあるが、多くの活躍の場がある。

2）保健師に対する今後の期待

保健師が求められていることとして、自治体に所属する保健師の保健活動については、2012（平成24）年に厚生労働省より、「地域保健対策の推進に関する基本的な指針（以下、地域指針とする）」が通知されており、これまでの人や制度につなげる活動に加えて、ソーシャルキャピタル（地域に根ざした信頼や社会規範、ネットワークといった社会関係資本等）を活用した自助及び共助の支援を推進していくこと[5] が強調されている。この地域指針に基づき、2013（平成25）年に厚生労働省から「地域における保健師の保健活動に関する指針」として、10の活動方針が通知されている。さらに、2019（令和元）年の看護基礎教育検討会報告書では、保健師に求められる基礎的能力において、昨今の災害の多発、児童虐待の増加等により減災や健康危機の予防・防止が一層重要となっており、疫学データ及び保健統計等を用いて地域をアセスメントし、それらの予防や防止に向けた支援を展開する能力の強化が求められている。また、ケアシステムの構築や地域ニーズに即した社会資源の開発等を推進するために、施策化能力の強化の充実化が求められている[6] ことが強調されている。これらのことから、地域生活を支える保健師の役割は今後さらに重要になっていくことは間違いない。

3）保健師数の推移

2010（平成22）年の保健師数は45,028人であったが、2020（令和2）年には55,595人に増加している[7]。2020（令和2）

年の性別の違いによる数では、男性が1,598人（2.9％）、女性が53,997人（97.1％）であった。2018（平成30）年と比べると、男性の増加率は18.2％で、女性は4.6％と男性の増加率が女性の約4倍であった。また、人口10万人に対する保健師の割合は、2010（平成22）年は35.2人に対し、2020（令和2）年は44.1人と増加しており、雇用形態別の就業状況は、45,319人（81.5％）が正規雇用で、非正規雇用の10,015人（18.0％）の4倍以上であった。

　これらの結果から、男性においても職業選択のひとつとして保健師が定着しつつあると考えられる。また、人口10万人に対する保健師割合は増加していたが、近年の新型コロナウイルス感染症流行下では、保健師の不足が社会問題として取り上げられた。感染症対応だけでなく、保健師の社会的ニーズの増加から、今後も保健師の需要はさらに増していくと推察される。

４）保健師の就業場所と都道府県ごとの差
　2020（令和2）年末における総就業保健師実人数55,595人の就業場所を表5-1に示す。行政分野である保健所と市町村の保健師は最も多く、38,973人（70.1％）と全体の約7割を占めている。次いで産業分野である事業所が3,789人（6.8％）であった[7]。就業場所の構成割合を比べると、2010（平成22）年から2020（令和2）年にかけて介護保険施設等は約3倍に増加しており、働く場の拡大が見られた[7], [8]。

　人口10万に対する就業保健師数は、全国平均で44.1人となっている。長野県が82.6人と最も多く、次いで高知県が80.7人、山梨県が80.2人となっている。一方で、神奈川県が最も少なく26.9人で、次いで大阪府が27.7人、埼玉県30.7人、東京都31.8人であり、都道府県により差が見られた。また、大都市を抱えている都道府県は、保健師が少ない傾向を見て取ることができる[7]（図5-2）。

表5-1　就業場所にみた就業保健師の年次推移（実人員・構成割合）

就業場所	2010（平成22）年	2012（平成24）年	2014（平成26）年	2016（平成28）年	2018（平成30）年	2020（令和2）年
保健所	7,132	7,457	7,266	7,829	8,100	8,523
市町村	25,501	26,538	27,234	28,509	29,666	30,450
病院	2,791	3,019	3,075	3,271	3,307	3,559
診療所	1,498	1,661	1,757	1,930	2,003	2,301
助産所	1	1	1	2	1	4
介護保険施設等[注1]	447	379	460	1,027	1,336	1,603
訪問看護ステーション	268	250	275	315	259	307
社会福祉施設	417	409	490	412	421	519
事業所	3,532	4,119	4,037	3,079	3,349	3,789
看護師等学校・養成所又は研究機関	1,074	1,119	1,210	1,188	1,148	1,194
その他	2,367	2,327	2,647	2,343	3,365	3,346
計	45,028	47,279	48,452	51,280	52,955	55,595

（厚生労働省：衛生行政報告例（就業医療関係者）の概況．より）
注1）：「介護保険施設等」とは、「介護老人保健施設」「介護医療院」「指定介護老人福祉施設」「居宅サービス事業所」「居宅介護支援事業所」等をいう。

これらの結果から、介護保険施設等の就業者の増加は、地域包括ケアシステムの構築に向けて、保健師の活躍が求められていると推察される。また、都道府県毎の就業保健師数から、住民のニーズに対応していくためにも人口規模に対する就業保健師数のバランスを見直す必要がある。

3 助産師の特徴

1）助産師の役割と助産師数の推移

助産師は妊娠期・分娩期・産褥期・新生児期のケア、及びウィメンズヘルスにおける役割・責務を担う（日本助産師会）[9]。また、近年の社会的状況として合計特殊出生率の低下（2021（令和3年）1.30）、出産年齢の上昇（第一子出産年齢：2019（令和元）年30.7歳）により[10]、高度生殖医療技術による妊娠、疾患を合併している妊婦など、ハイリスク妊産婦などが増加している[11]。そのような変化に対応して、助産師は周産期のメンタルヘルスやハイリスク妊産婦への対応、正常からの逸脱の判断や異常を予測する臨床判断能力、緊急時に対応できる実践能力を養うための助産診断・技術学の内容の充実、産後うつや虐待などの支援として、地域における子育て世代を包括的に支援する能力などがより求められている。

2010（平成22）年の就業助産師数は29,672人であったが、2020（令和2）年には37,940人に増加している[12]（図5-3）。助産師は、助産院を開業することもでき、地域の出生率向上につながる働きもできる。近年の産科医師の不足による出産施設の減少や偏在、医療施設の集約化などと

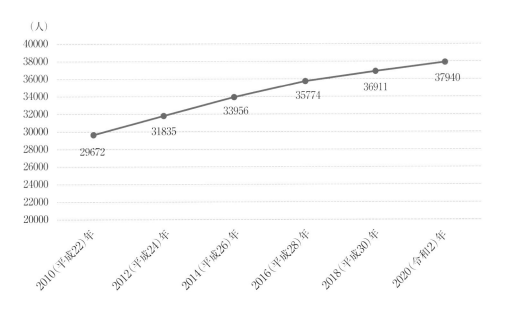

（人）

厚生労働省：「令和2年衛生行政報告例（就業医療関係者）の概況」より

図5-3　助産師数の推移

いった状況もあり、助産師に求められる役割はますます多様化していくことが考えられる。なお、現在、助産師は女性のみが取得できる資格である。

 4 看護職の専門性と役割拡大の現状

1）看護職のスペシャリスト資格と役割拡大

　看護職が看護の専門性を高めていくキャリアアップとしてスペシャリストとなる資格に「認定看護師」「専門看護師」の2種類がある。また、キャリアアップに役立つ研修として厚生労働省指定の「看護師特定行為研修」があり、この研修修了看護師（以下、特定行為看護師）は看護師としての役割拡大を図ることができる。3つの専門性の主な違いについて述べる。

2）認定看護師の現状

（1）認定看護師の役割

　認定看護師は、患者・家族によりよい看護を提供できるよう、認定看護分野ごとの専門性を発揮しながら3つの役割を果たして、看護の質の向上に努める[13]ことが責務である。果たすべき3つの役割の詳細は以下の通りである。

　①　個人、家族及び集団に対して、高い臨床推論力と病態判断力に基づき、熟練した看護技術及び知識を用いて水準の高い看護を実践する。（実践）

　②　看護実践を通して看護職に対し指導を行う。（指導）

　③　看護職等に対しコンサルテーションを行う。（相談）

　また、認定看護分野とは、保健、医療及び福祉の現場において、熟練した看護技術

及び知識を必要とする看護分野として、日本看護協会が定めたものである。なお、認定看護分野は、2020（令和2）年度から特定行為に係る看護師の研修制度（以下、特定行為研修）も組み入れた養成課程となる新たな認定看護分野（19分野）（資料表5-2、5-3参照）を定めており、これまでの認定看護分野（21分野）は2026（令和8）年度をもって終了となる[14]。

（2）認定看護師養成課程と養成数の特徴

　認定看護師になるためには、看護師として5年以上の経験、かつ、3年間以上は認定看護分野の実務経験を持ち、認定看護師教育機関に入学して必要な単位を取得した後に、認定看護師認定審査に合格して取得できる資格である[13]。また、審査合格後は認定看護師としての活動と自己研鑽の実績を重ね、5年ごとに資格更新が必要となる[13]。なお、認定看護師教育機関は、2026（令和8）年度をもって教育を終了する特定行為研修を組み込んでいないA課程と、2020（令和2）年度から教育を開始した特定行為研修を組み込んでいるB課程の2種類がある。日本看護協会では、より多くの認定看護師が、臨床推論力や病態判断力を強化し、地域を含むあらゆる場で水準の高い看護実践を行えるよう、認定看護師の養成課程に特定行為研修を組み入れたと表明している[14]。

　2022（令和4）年4月のA課程養成機関数は、18校、501名定員である[15]。一方B課程養成機関数は、41校、824名定員である[16]。B課程のうち、最も定員が多い認定看護分野は「感染管理」10校215名で、次いで「認知症看護」5校110名、「摂食

嚥下障害看護」3校70名、「がん薬物療法看護」と「皮膚・排泄ケア」は各3校60名、「クリティカルケア」は2校60名、「緩和ケア」3校50名で、他は50名未満の定員で、「生殖看護」と「新生児集中ケア」は0校であった[16]。開講されている数が多い分野はA課程もB課程も類似していた。定員数の多い「感染看護」や「認知症看護」、「摂食嚥下障害看護」などは、社会の疾病構造の特性に合う分野であり、かつ、診療報酬につながっている分野でもあり、地域医療のニーズに沿った養成課程の設置が推察される。

一方、認定看護師登録数は、22,155名で、A課程20,660名、B課程1,495名である(2022(令和4)年4月)[17]。以降は、B課程の認定看護分野に統合して現状を述べる。最も多い認定看護分野は「緩和ケア」で3,328名、次いで「感染管理」2,994名、「クリティカルケア」2,620名、「皮膚・排泄ケア」2,606名、「認知症看護」1,990名、「がん薬物療法看護」1,695名、「摂食嚥下障害看護」1,109名、「糖尿病看護」932名、「脳卒中看護」771名、「手術看護」714名、「在宅ケア」666名、「心不全看護」485名、「新生児集中ケア」425名、「がん放射線療法看護」382名、「乳がん看護」376名、「呼吸器疾患看護」346名、「腎不全看護」291名、「小児プライマリケア」253名、「生殖看護」171名と分野による差が大きい。

また、都道府県別の認定看護師登録数を調べると、最も登録者数が多いのは東京都で2,469名、次いで大阪府1,546名、神奈川県1,491名、愛知県1,263名と大都市圏と言われる地域が多かった。一方、最も少ない

のは高知県120名で、200名に及ばない都道府県が7都道府県あった。さらに、各認定看護分野の都道府県別の登録者数を見ると、「摂食嚥下障害看護」は愛知県、「がん放射線療法看護」は大阪府が最も多かったが、他の分野はすべて東京都が最も多い登録者数であった。

認定看護師養成課程は、2020(令和2)年から変革の時期であり、2026(令和8)年までは、養成数などは変化があることが予想される一方で、「認知症看護」、「摂食嚥下機能障害看護」、「皮膚・排泄ケア」、「緩和ケア」などは、人口構造の変化、地域包括ケアシステムの推進により、今後も活躍が期待され、養成機関や養成数の増加は容易に推察される。また、医師の働き方改革やタスク・シフト/シェアの推進により、「クリティカルケア」、「手術看護」、「在宅ケア」などの増加も期待されるところであろう。そのほか、特定行為研修を組み入れた新たな慢性疾患関連の認定看護分野においては、地域包括ケアシステムの推進により、活動の場が病院から地域に広がっていくことが予測され、看護職の専門性の追求に留まらず、看護師の役割拡大も担っていくことが、これからの認定看護師には大いに期待されるところである。

3）専門看護師の現状
（1）専門看護師の役割

専門看護師は、患者・家族に起きている問題を総合的に捉えて判断する力と広い視野を持って、専門看護分野の専門性を発揮しながら、6つの役割を果たし、施設全体や地域の看護の質の向上に努める[18]ことが責務である。果たすべき6つの役割

第5章

の詳細は以下の通りである。

① 個人、家族及び集団に対して卓越した看護を実践する。（実践）

② 看護者を含むケア提供者に対しコンサルテーションを行う。（相談）

③ 必要なケアが円滑に行われるために、保健医療福祉に携わる人々の間のコーディネーションを行う。（調整）

④ 個人、家族及び集団の権利を守るために、倫理的な問題や葛藤の解決を図る。（倫理調整）

⑤ 看護者に対しケアを向上させるため教育的役割を果たす。（教育）

⑥ 専門知識及び技術の向上並びに開発を図るために実践の場における研究活動を行う。（研究）

また、専門看護分野とは、変化する看護ニーズに対して、独立した専門分野として知識及び技術に広がりと深さがあると専門看護師制度委員会が認めたものをいい、2022（令和4）年2月において、14分野が特定され、13分野の認定が開始されている[18]（資料表5-4）。

（2）専門看護師養成課程と養成数の特徴[18], [19]

専門看護師になるためには、看護師として5年以上の経験、かつ、3年間以上は専門看護分野の実務経験を持ち、看護系の大学院で修士課程を修了して必要な単位を取得した後に、専門看護師認定審査に合格して取得できる資格である。また、審査合格後は専門看護師としての活動と自己研鑽の実績を重ね、5年ごとに資格更新が必要となる。2022（令和4）年2月の養成機関は、112大学院319課程ある。専門看護分野ごとの大学院数は「がん看護」が75校と最も多く、「精神看護」49校、「老人看護」43校、「小児看護」35校、「急性・重症患者看護」31校、「慢性疾患看護」26校、「在宅看護」17校、「母性看護」、「感染看護」が各12校、「家族支援」6校、「遺伝看護」、「災害看護」が各4校、「放射線看護」3校、「地域看護」2校と、専門看護分野によって養成機関数に大きな差がある。

一方、専門看護師登録数は、全国で2,901名である（2022（令和4）年2月）。最も多い専門看護分野は「がん看護で980名、次いで「精神看護」383名、「急性・重症患者看護」347名、「小児看護」283名、「慢性疾患看護」245名、「老人看護」222名、「在宅看護」106名、「感染看護」93名、「母性看護」89名、「家族支援」82名、「地域看護」30名、「災害看護」27名、「遺伝看護」14名と分野による差が大きい。また、都道府県別の専門看護師登録数で、最も多いのは東京都で539名、次いで神奈川県258名、大阪府240名、一方10名以下の都道府県は、鳥取県6名、鹿児島県8名、佐賀県10名である。さらに、各専門看護分野の都道府県別の登録者数では、「地域看護」と「母性看護」は大阪府が最も多く、「家族支援」は東京都と神奈川県が同数で多く、「災害看護」は福井県が最も多かった。他の専門看護分野においては、最大登録者数はいずれも東京都であった（資料表5-5）。

これらの現状から養成機関数の地域の偏在は、登録者数の地域格差につながっていると考えられる。今後の地域医療の医療提供体制を維持していくために、地域医療において必要な看護専門分野を吟味しつつ、まずは、養成機関の数の偏在を是正し、各

都道府県に配置できるだけの取り組みが必要であろう。また、各都道府県にいる専門看護師同士が協働・連携していく医療提供体制の構築が重要になると考える。

４）特定行為に係る看護師の特定行為研修制度の研修修了看護師の現状

（１）看護師の特定行為研修制度

2010（平成22）年のチーム医療の推進に関する検討会報告書では、団塊の世代が75歳以上となる2025（令和7）年に向けて、持続可能で質の高い安全な医療を提供するため、チーム医療の推進の必要性が指摘された[20]。医師・歯科医師・看護師・薬剤師等の医療資源が限られる中で、それぞれの医療従事者が高い専門性を発揮しつつ、互いに連携し、患者の状態に応じた適切な医療を提供することが求められている。こうした中で、看護師には、患者の状態を見極め、必要な医療サービスを適切なタイミングで届けるなど、速やかに対応する役割及び他職種とのタスクシフト・タスクシェアを含めた期待がされている。

これらの状況に対応するため、2015（平成27）年10月に地域における医療及び介護の総合的な確保を推進するための関係法律の整備等に関する法律（平成26年法律第83号）により、保健師助産師看護師法（昭和23年法律第203号）の一部が改正され、特定行為に係る看護師の研修制度（以下、特定行為研修制度）が施行された。この制度は、看護師が医師の判断を待たずに、事前の指示（手順書）により行う一定の診療の補助（特定行為）を標準化することにより、今後の在宅医療等を支えていく看護師を計画的に養成していくことを目的としている。

現在、医師及び歯科医師が行う診療の補助である特定行為は21区分38行為（図5-4）あり、さらに令和元年から研修受講を促進するために、6つの領域別パッケージ（資料表5-6）が承認されている。これら特定行為を包括的指示のもと実施するためには、厚生労働大臣の指定を受けた指定研修機関において必要な高度知識と技術を学び、修了認定を受けることが求められる。

（２）研修課程と研修機関

特定行為研修では、特定行為区分に共通して必要とされる能力を身につけるための必須科目である「共通科目」と各特定行為に必要とされる能力を身につけるための選択科目である「区分別科目」に分かれており、それぞれ、講義、演習、実習を組み合わせて250時間以上行うことが定められている[21]。

共通科目においては約8割、区分別科目でも4割程度の指定研修機関では、就労しながら、遠隔地でも研修を受講できるようICT（Information and Communication Technology＝情報通信技術）教育を活用している[22]。個々の指定研修機関で、研修期間や方略は異なるが、概ね共通科目として約4か月間のeラーニングを受講し、その後試験、実習と進み、約半年で共通科目を終え、その後、自らが選択した特定行為の各区分別科目のeラーニング、試験、実習と進み、約1年間で研修修了となる。

特定行為研修を実施している指定研修機関数の状況を図5-5に示す。指定研修機関は病院（診療所を含む）が最も多い201

第5章

特定行為区分	特定行為	特定行為区分	特定行為
呼吸器（気道確保に係るもの）関連	経口用気管チューブ又は経鼻用気管チューブの位置の調整	創部ドレーン管理関連	創部ドレーンの抜去
呼吸器（人工呼吸療法に係るもの）関連	侵襲的陽圧換気の設定の変更	動脈血液ガス分析関連	直接動脈穿刺法による採血
	非侵襲的陽圧換気の設定の変更		橈骨動脈ラインの確保
	人工呼吸管理がなされている者に対する鎮静薬の投与量の調整	透析管理関連	急性血液浄化療法における血液透析器又は血液透析濾過器の操作及び管理
	人工呼吸器からの離脱	栄養及び水分管理に係る薬剤投与関連	持続点滴中の高カロリー輸液の投与量の調整
呼吸器（長期呼吸療法に係るもの）関連	気管カニューレの交換		脱水症状に対する輸液による補正
循環器関連	一時的ペースメーカの操作及び管理	感染に係る薬剤投与関連	感染徴候がある者に対する薬剤の臨時の投与
	一時的ペースメーカリードの抜去	血糖コントロールに係る薬剤投与関連	インスリンの投与量の調整
	経皮的心肺補助装置の操作及び管理	術後疼痛管理関連	硬膜外カテーテルによる鎮痛剤の投与及び投与量の調整
	大動脈内バルーンパンピングからの離脱を行うときの補助の頻度の調整	循環動態に係る薬剤投与関連	持続点滴中のカテコラミンの投与量の調整
心嚢ドレーン管理関連	心嚢ドレーンの抜去		持続点滴中のナトリウム、カリウム又はクロールの投与量の調整
胸腔ドレーン管理関連	低圧胸腔内持続吸引器の吸引圧の設定及びその変更		持続点滴中の降圧剤の投与量の調整
	胸腔ドレーンの抜去		持続点滴中の糖質輸液又は電解質輸液の投与量の調整
腹腔ドレーン管理関連	腹腔ドレーンの抜去（腹腔内に留置された穿刺針の抜針を含む。）		持続点滴中の利尿剤の投与量の調整
ろう孔管理関連	胃ろうカテーテル若しくは腸ろうカテーテル又は胃ろうボタンの交換	精神及び神経症状に係る薬剤投与関連	抗けいれん剤の臨時の投与
	膀胱ろうカテーテルの交換		抗精神病薬の臨時の投与
栄養に係るカテーテル管理（中心静脈カテーテル管理）関連	中心静脈カテーテルの抜去		抗不安薬の臨時の投与
栄養に係るカテーテル管理（末梢留置型中心静脈注射用カテーテル管理）関連	末梢留置型中心静脈注射用カテーテルの挿入	皮膚損傷に係る薬剤投与関連	抗癌剤その他の薬剤が血管外に漏出したときのステロイド薬の局所注射及び投与量の調整
創傷管理関連	褥瘡又は慢性創傷の治療における血流のない壊死組織の除去		
	創傷に対する陰圧閉鎖療法		

厚生労働省：特定行為区分とはより作成

図5-4　特定行為と特定行為区分

施設（63.0％）、次いで大学病院の49施設（15.3％）、大学の31施設（9.7％）となっている。都道府県毎の指定研修機関数では、東京都が最も多い31施設、次いで大阪23施設、神奈川の21施設となっており、大都市部に集中する傾向がある。

（3）修了者数の特徴

2022（令和4）年3月時点では、修了者総数は4,832名となっている。都道府県別の修了者数及び就業場所を見ると、最も多いのは、東京都で377名（9.9％）、次いで大阪府の304名（8.0％）、神奈川県235名（6.2％）、埼玉県145名（3.8％）となっており、指定研修機関が多数ある都道府県に修了者が多い傾向が見られた。就業場所別にみると、病院が最も多く、2,821名（74.4％）、次いで訪問看護ステーションの179名（4.7％）、教育機関47名（1.2％）であっ

た（図5-6）。

2022年3月現在の特定行為区分毎の修了者数は図5-7示す。最も修了者数の多い区分は、栄養及び水分管理に係る薬剤投与関連の3,877名（14.2％）であり、次いで呼吸器（人工呼吸療法に係るもの）関連の2,099名（7.7％）、創傷管理関連1,936名（7.1％）となっている。栄養及び水分管理に係る薬剤投与関連や創傷管理関連については、病院だけではなく、訪問看護ステーションや介護福祉施設等の在宅・施設でもニーズが高いと考えられることから、修了者がより多くなっていると推察される。2025年（令和7）年に向けて、制度の趣旨を踏まえ、修了生の総数を増やしていくことだけでなく、在宅医療を担う訪問看護ステーション、介護福祉施設、診療所の修了者が増加することが求められる。

第5章

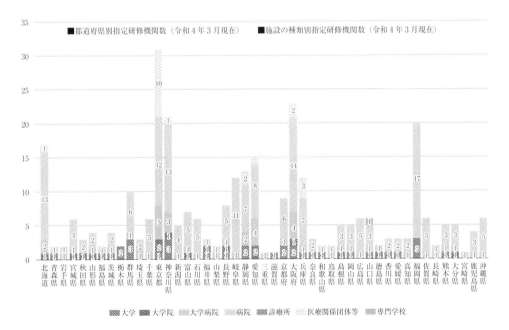

厚生労働省：資料4 特定行為研修制度の推進について
現状（特定行為研修を行う指定研修機関等の状況）より作成
https://www.mhlw.go.jp/content/10800000/000977761.pdf

図5-5　都道府県別指定研修機関数(令和4年3月現在)

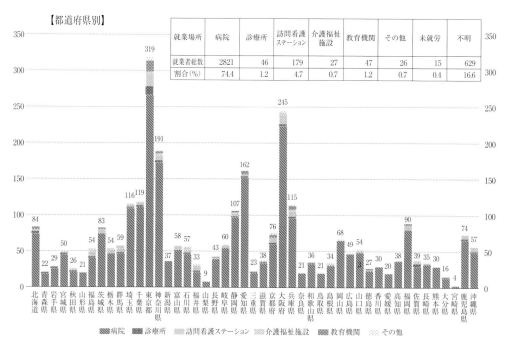

図5-6　特定行為看護師都道府県別就業場所分布

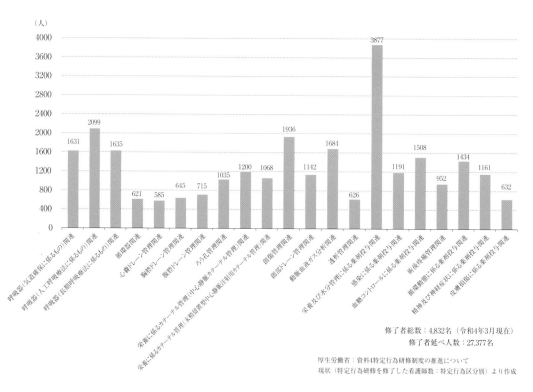

図5-7　特定行為看護師数

（4）へき地の訪問看護ステーションで活躍する特定行為看護師の現状

2022（令和4）年3月現在、特定行為看護師は全国で4,832名である。そのうち、へき地の訪問看護ステーション、老健施設、特別養護老人ホーム、診療所などに所属する特定行為看護師は約250名となった。へき地では少子・超高齢化現象と人口減少が進み、医療の継続性が課題になりつつある現状から、特定行為看護師には利用者や家族の負担軽減，医師の負担軽減などの期待が寄せられている。

2010（平成22）年以降の10年間で訪問看護ステーションの数は約2倍となり、2021（令和3）年6月の調査では、全国の訪問看護ステーションの数は、13,003となった。そして、2022（令和4）年2月の調査では、訪問看護ステーションに所属する特定行為看護師は約170名である。

訪問看護ステーションに所属する特定行為看護師たちが地域医療の現場でどのような活動をし、活動の効果をどのように捉えているのか紹介する。

へき地の訪問看護ステーションは、山と川に囲まれ、水害により橋が渡れなくなることが多々あり、周辺に100床以上の大規模病院がない環境に位置し、訪問先までの距離が車で片道約30分を要することがほとんどである。訪問先は、小児、難病、終末期、精神疾患、がん末期の利用者が多く、1日約4件の訪問看護を行っている。特定行為看護師たちは、主に在宅・慢性期領域パッケージとパッケージ内にある科目を修了していた。そのため、特定行為研修修了後の主な活動は、胃ろう交換、膀胱ろう

カテーテルの交換、気管カニューレ交換であった。実施する機会は、定期交換から緊急時の対応まで行っていた。また、新型コロナウイルス感染の拡大により、遠隔病院への通院が難しい状況となったが、病院による電話診療を受け、定期交換を訪問看護で行っていくことで病院との連携と協働を図ることができている。さらに、万が一の事態を踏まえて利用者と家族、主治医へ相談をもちかけ、県内で緊急時の対応が可能な医療機関を探してもらい、トラブル対応を即できる環境を整えていった。このような対応により利用者と家族の通院による身体面への負担の軽減、緊急事態に対する予防と対策など心理面への負担の軽減につながっていると考える。

訪問を含めた地域医療の現場での特定行為看護師の活躍の期待は大きいが、なかなかその周知には至らない現状があり、2022（令和4）年4月からは、全国訪問看護事業協会の特定行為研修制度訪問看護ステーション管理者向けポータルサイト（https://www.zenhokan.or.jp/tokutei/）にて、管理者向け情報や研修受講を考えている訪問看護師向けの情報提供もされている。さらには、かかりつけ医などを含め在宅医療担当医に向けた情報発信が必要であろう。

（5）診療所・施設などにおける活動とその効果

2022（令和4）年2月の調査では、全国の老健施設、特別養護老人ホーム、診療所などに所属する特定行為看護師は約70名である。そのうち、診療所が約45名、施設が約25名である。主に修了した特定

行為区分・特定行為は、ろう孔管理関連（胃ろう交換、膀胱ろうカテーテルの交換）、呼吸器（長期呼吸療法に係るもの）関連、創傷管理関連（褥瘡又は慢性創傷の治療における血流のない壊死組織の除去）、栄養及び水分管理に係る薬剤投与関連（脱水症状に対する輸液による補正）や感染に係る薬剤投与関連であった。

　介護施設の特定行為看護師は、以前は、患者の状態を観て、病院へ搬送すべきかの判断ができず、全症例を病院へ搬送していた状況があったが、特定行為研修を修了し

てからは、研修で学び得た臨床推論能力を活用して搬送すべき状態の判断をもとに対応するようになり、救急車の搬送件数や通院患者人数も減少していることで効果を感じている。施設内の患者は高齢者であり、寝たきりや認知症があることから環境の変化に弱い。そのため、病院の環境に弱い高齢者の受け入れと施設内で速やかな対応により施設内の生活を継続できることにより、患者とその家族の安心になっていることの効果を感じている。

コラム1：准看護師と看護師の違い

看護師は国家資格だが、准看護師は都道府県知事が発行する資格となり国家資格ではない。日本看護協会の「看護業務基準」によると、看護師には「科学的根拠に基づき、看護を計画的に実践する基礎的能力」が、准看護師には「医師、歯科医師、又は看護師の指示のもとに、療養上の世話や診療の補助を、対象者の安楽を配慮し安全に実施することができる能力」が必要とされ、業務は自身の判断による医療行為はできず、必ず医師や看護師の指示のもとに行うことになる。また、准看護師は2年間で取得できるが、キャリアアップが難しい。キャリアアップのためには、まずは、看護師になる必要がある。厚生労働省調査では、准看護師の就業者数は約28.5万人で、女性が92.7％、男性が7.3％で、年々減少傾向ではある。就業施設は、介護施設や診療所の割合が多い（令和2年）。　　　　　　　　　　　　　　　　　　　　　　　　　（執筆者　村上　礼子）

参考文献
1）厚生労働省. 令和2年　衛生行政報告. （https://www.mhlw.go.jp/toukei/saikin/hw/eisei/20/dl/sanko1.pdf）

コラム2：タスクシフト・タスクシェアとは？

医師に偏在している業務の一部を移管したり・共同実施したりすることである。看護師や薬剤師などの医療従事者がそれぞれの専門性を活かせるよう業務分担を見直すことで、医師の負担軽減と同時にチーム医療の水準を上げることを目指している。　　　　　　　（執筆者　村上礼子）

コラム3：診療看護師とは？

日本で認められている診療看護師（Nurse Practitioner；ナースプラクティショナー　以下NP）は、特定行為研修制度の修了のみではなく、特定行為研修をカリキュラムに含む看護系大学院を修了しているもので、日本NP教育大学院協議会で承認審査を受けて認められた看護師である。法律上は、特定行為看護師と同じ法律の責任範囲での活動が基本であり、海外のNPとは異なり、独立して診療にあたることはできない。同じく看護系大学院で育成される専門看護師とは業務範囲や裁量権が異なり、業務拡大を目指す目的で育成されている。

日本NP教育大学院協議会では、NPに必要とされる7つの能力を以下のように示している。

①包括的な健康アセスメント能力
②医療的処置マネジメント能力
③熟練した看護実践能力
④看護管理能力
⑤チームワーク・協働能力
⑥医療・保健・福祉システムの活用・開発能力
⑦倫理的意思決定能力

大学院教育を受け、特定行為看護師より幅広い医療行為を学び、直接的指示もしくは特定行為手順書に従って活動し、医師のタスクシフトや多職種連携に成果をあげている実践報告は多数ある。しかし、活躍の場としては病院が多く、今後は急性期だけではなく、在宅分野やへき地医療での活躍も期待されるところである。　　　　　　　（執筆者　村上礼子）

第5章

コラム4：【大学病院における特定行為看護師の活動支援の取り組みと活動実績】

2015（平成27）年に自治医科大学特定行為研修センターが開設され、第1期生として5名を入校させて以来、在籍している修了者は19区分32行為46名となった。当初副病院長（医師）を委員長とした委員会（以下病院委員会）、看護副部長を座長にした作業部会が発足し、修了者の活動支援や範囲、患者や院内の周知などの検討を行った。2018（平成30）年には特定行為看護師の活動環境整備の促進を目的として、看護部内に特定行為看護師活動支援委員会（以下看護部委員会）を発足させ、作業部会から活動内容を移行させた。看護部委員会では特定行為実施要綱、手順書作成の取り決め、特定行為実施までの流れの作成と周知、権限拡大に伴うシステム変更、活動日の周知、活動実績の可視化を行った。その内容を看護部会議、病院全体での会議で周知したが、思うように実施件数は伸びなかった。2020（令和2）年に看護部委員会で17診療科の病棟医長にヒアリングを実施した。その結果、全診療科が特定行為看護師を知っているものの、11診療科が連絡・活用方法を知らないと回答した。そこで、院内ポータルサイトに「特定行為看護師」の項目を作成し、特定行為実施までの流れや手順書、週間予定表などを掲載して周知した。さらに、広報強化のために特定行為看護師通信を発行して全医局、全部署に配付してきた。

実施件数を伸ばすために、対象患者を部署看護師長が抽出する方法に加え、特定行為看護師がカルテを見て声をかけるなどの地道な活動により徐々に件数を伸ばしてきた。データを取り始めた2019（令和元）年655件/年だった実施件数は、翌年1,459件、2021（令和3）年2,692件となった。ただし、2022（令和4）年3月修了者10名、未実施者12名の実績は含まれていない。

医師の負担軽減はもちろんだが、特定行為を通して看護の質向上に寄与しており、技術力の向上による患者負担の軽減、リスクの回避など様々な成果を残している。

活動件数の増加に伴い認知度も高まり依頼件数も増加しているが、特定行為の業務範囲の誤解釈による依頼、医師による認識の差、育成する行為の選択や人員数と配置部署など、課題も明らかになっている。未実施区分である薬剤投与・調整関連の活動開始支援も課題である。看護部委員会の活動が活発化する中、病院委員会が2019（平成31）年4月から休会となっていた。更なる活動支援のために病院全体での活動支援は必須であり、2022（令和4）年4月より医療の質向上推進センター長、医療情報部室長を加えて病院委員会を再開させ、更なる医療者間の連携を図り、より良い医療の提供を図っていけることを期待している。

（執筆者　自治医科大学附属病院　大海佳子）

文献

1）公益社団法人日本看護協会. 看護職の
倫理綱領.（https://www.nurse.or.jp/
home/publication/pdf/rinri/code_of_
ethics.pdf）

2）厚生労働省. 令和2年度衛生行政報
告例（就業医療関係者）の概況. 就業
保健師・助産師・看護師・准看護師、
（https://www.mhlw.go.jp/toukei/
saikin/hw/eisei/20/）

3）日本看護協会出版会編集. 令和2年
看護関係統計資料集.（https://
www.nurse.or.jp/home/statistics/
pdf/toukei04.pdf）

4）宮﨑美砂子、北山美津子、春山早苗、
田村須賀子編集. 最新公衆衛生看護学
総論 第3版（2019年版）、日本看護
協会出版会 2018；387.

5）厚生労働省. 地域における保健師の保
健活動について.（https://www.
mhlw.go.jp/web/t_doc?dataId=00tb9
310&dataType=1&pageNo=1）

6）厚生労働省. 看護基礎教育検討会　報
告書.（https://www.mhlw.go.jp/stf/
newpage_07297.html）

7）厚生労働省. 令和2年度衛生行政報
告例（就業医療関係者）の概況. 就業
保健師・助産師・看護師・准看護師.
（https://www.mhlw.go.jp/toukei/
saikin/hw/eisei/20/）

8）厚生労働省. 平成22年度衛生行政報
告例（就業医療関係者）の概況. 就業
保健師・助産師・看護師・准看護師、
（https://www.mhlw.go.jp/toukei/
saikin/hw/eisei/10/）

9）公益社団法人日本助産師会. 助産師の
声明・綱領.（https://www.midwife.
or.jp/midwife/statement.html）.

10）厚生労働省.令和3年度出生に関する
統計.（https://www.mhlw.go.jp/
toukei/saikin/hw/jinkou/tokusyu/
syussyo07/index.html）

11）井本寛子. 助産師からみた産前・産後
ケアの課題. 日本周産期・新生児医学
会雑誌 2021；56（4）：598-603.

12）厚生労働省. 令和2年衛生行政報告例
（就業医療関係者）の概況. 2022年1
月27日.（https://www.mhlw.go.jp/
toukei/saikin/hw/eisei/20/dl/kekka1.
pdf）

13）日本看護協会. 認定看護師.（https://
nintei.nurse.or.jp/nursing/
qualification/cn#approvedpersons.）

14）日本看護協会. 新たな認定看護師への
移行.（https://nintei.nurse.or.jp/
nursing/qualification/aratana_cn_
ikou.）

15）日本看護協会. 認定看護師.（https://
nintei.nurse.or.jp/nursing/wp-
content/uploads/2022/04/
Kyoikukikanbetsukaikojokyo_
A20220401.pdf.）

16）日本看護協会. 認定看護師.（https://
nintei.nurse.or.jp/nursing/wp-
content/uploads/2022/04/
Kyoikukikanbetsukaikojokyo_
B20220401.pdf.）

17）日本看護協会. 認定看看護師.（https://
nintei.nurse.or.jp/nursing/wp-
content/uploads/2022/01/CN_

第5章

suii_202112.pdf.）

18）日本看護協会. 専門看護師.（https://nintei.nurse.or.jp/nursing/qualification/cns.）

19）日本看護系大学協議会. 高度実践看護師情報（CNS/NP）.（https://www.janpu.or.jp/activities/committee/cnsnp/#link01-01.）

20）厚生労働省. チーム医療の推進について（チーム医療の推進に関する検討会報告書）.（https://www.jshp.or.jp/cont/10/0323-3.pdf）

21）厚生労働省. 保健師助産師看護師法第三十七条の二第二項第一号に規定する特定行為及び同項第四号に規定する特定行為研修に関する省令の施行等について　p3-4. 2015年3月17日.（https://www.mhlw.go.jp/file/06-Seisakujouhou-10800000-Iseikyoku/0000077983.pdf）

22）永井良三、春山早苗、村上礼子ほか. 看護師の特定行為研修の効果および評価に関する研究、厚生労働省行政推進調査事業補助金（地域医療基盤開発推進研究事業）平成29年度総括・分担研究報告書 2018.

第5章

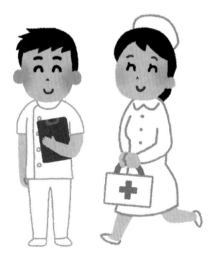

地域医療に参加する住民

第6章

小谷和彦

自治医科大学地域医療学センター地域医療学部門

【本章のポイント】
・医療従事者、行政関係者、そして'住民（市民）'が協調してつながることは地域医療の発展に欠かせない。
・医療への住民参加の例として、地域での保健医療関連活動、模擬患者会、地域医療を守る住民活動を取り上げる。
・上手な医療のかかり方に関する国民的啓発について国も力を入れてきている。これは医療への住民参加を促す動向である。

1 はじめに

　地域医療の発展には、医療従事者、行政機関関係者、そして'住民（市民）'が協調してつながり、地域全体で取り組むこと、すなわち地域医療への住民参加の重要性が指摘されている[1]。普段は意識することなく利活用するのが'医療'なのかもしれないが、実は住民が地域医療の担い手になる場面は少なくない。地域での保健医療活動、模擬患者会、地域医療を守る住民活動、医療機関への受診のような様々な場面で医療への住民参加について例示できる。地域医療に関心を持ち、関与することで、その地域の医療は変容し得る。ここでは、地域医療の担い手としての住民の果たす役割の一端に触れてみる。

2 地域保健医療活動

　全国各地で住民が携わる地域の保健医療関連活動は数多く見られてきている。歴史的には、1958（昭和33）年に農家の主婦らが健康保持増進活動を請け負って、地域住民の健康管理を支援した長野県須坂市（旧高甫村）の保健補導員会のような活動が嚆矢に挙げられる[2]。名称や取り組みの目的は地域ごとに様々であるが、食生活改善推進員、健康サポーター、生活支援サポーター、認知症サポーターといった諸活動への住民参加は広く見られている。これらは、疾病の啓発、予防、早期発見に寄与し、地域医療の一翼を担っていると言える。

　地域に根差す医療機関においては、こうした活動を行う住民組織との協働が見られる。「住民こそ医療資源」を合言葉に、住民とともに地域医療を学習するとともに、地域に出かけて講座を行う地域医療魚沼学校はよく知られた存在である[3]。また、地域住民に対するアウトリーチ活動として、医療機関が健康祭り、健康教室、カフェのような形態で交流する機会を設けている

ともある[4),5)]。逆に住民がボランティアとして病院内行事をとり行なう例もある。さらに、行政を交えてのフォーラムや懇談会もしばしば行われており、最近では医療機関と行政機関との会議や協議会に住民の代表が参加することも浸透しつつある。岐阜県では、行政と大学が医療や福祉を含めて学修する地域診断士の育成が取り組まれてきた[6)]。

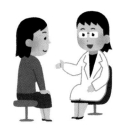 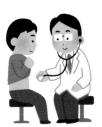

図6-1　診察室での模擬診察（医療面接〔左〕や身体診察〔右〕）のイメージ

③ 模擬患者会

　医学生や医療従事者をはじめとする学習者に対して、実際の患者と同じような診察場面の振る舞いを再現する人を模擬患者という。一般住民からボランティアとして公募されることがしばしばある。学習者の臨床技能に関する試験のために標準的な規格で修練を受けた標準模擬患者（standardized patient）と、演技や学習者評価に際し、ある程度の自由度を保持する模擬患者（simulated patient）とに大別される[7),8)]。

　保健医療系の教育においては、臨床実習に必要な技能を確認する客観的臨床能力試験（objective structured clinical examination [OSCE：'オスキー'と呼称する]）や、コミュニケーション研修、病院医療安全研修のような各種の講習会などに模擬患者は参加し、学習者を評価する[7),8)]。例えば、医学部学生へのOSCEでは、医療面接の場面で、学習者（学生）から病歴を聴取される患者役を演じる（図6-1）。これは、一定のシナリオに基づき、聴取に返答する内容や量を標準化して実施され、実施後には学習者を評価し、フィードバックを加える。我が国では、2005（平成17）年に共用試験としてOSCEが導入され、模擬患者の養成が加速した。ごく最近になって、医学生のOSCEは公的に位置づけられ、各地にある模擬患者会は医療関連の教育の担い手としての新たな展開を迎えている。

　模擬患者の概念自体に国内外で大きな差異は認められないとされているが、OSCEについては我が国では医療面接を中心にした役割が多く、欧米では医療面接のみならず身体診察にも関与するという（図6-1）[7)]。また、我が国では主婦や定年退職者が患者役を担うことが少なくなく、欧米では医療や教育の経験者や俳優が参加することも珍しくないとされ、国による背景や発展経緯には差異がある[7)]。

　我々も地域医療教育の中で、対人コミュニケーションの実習を行う際に、模擬患者会と協働してきた。学生同士でのロールプレイ式の実習に比べて、模擬患者を眼前にした実習による学習効果は高い。特に現場への臨場感は歴然として認められる。また、実習後に、例えば専門用語の不用意な使用や形式的なやりとりに対するフィードバッ

第6章

クが患者目線からなされ、有意義である。こうした実習を経て、医学生は円滑なコミュニケーションを修得していく。

　保健医療系の卒業前後教育において模擬患者会の関与は重要性を増しつつある。このような関わりは、一般住民が医療従事者とつながって医療を育てていく機会のひとつである。

4 地域医療を守る住民活動

　我が国では2004（平成16）年度以降、地域医療を担う自治体病院を中心に、いわゆる医療崩壊の発生が注目されるようになった [9], [10]。医療従事者の不足が表面化し、救急医療や産科・小児科診療をはじめとする体制を維持できない地域が全国に相次いだ。これは地域医療の問題として、マスメディアに取り上げられることもあった。

　この医療従事者の急速な退職に至る背景は複雑である。医師の地域派遣先として役割を果たしてきた大学病院の人員不足の一因になった、医学部卒業後の初期臨床研修制度の改正（2004〔平成16〕年）を挙げる意見がある [9], [10]。この制度はプライマリ・ケアや幅広い診療能力を身に着けることを念頭に置いて開始されたが [11]、研修医は大学病院よりも市中の病院を研修先に選ぶようになり、大学病院の人的確保がままならならず、派遣機能が低下したとされる。医療関連業務量の増大や労働の過重、また医療への過大な期待や要求による医療従事者の心身の疲弊を挙げる声もある [9], [10]。住民のコンビニ医療と呼ばれるような夜間・休日の受診様式、病院を管理する行政（首

長、議員）の見識、マスメディアによる報道の仕方をその要因とする見解もある [9], [10], [12]。医療費適正政策下での労働環境の調整、また病院や医療従事者の配置是正への取り組みも、医療崩壊に関与する要因と考えられている。

　自治体病院を中心にした事例の検討からは、病院ごとに医療が立ち行かなくなった背景要因は異なるとしても、総じて、地域医療崩壊は医療従事者のモチベーションの低下（バーンアウト）を伴った結果として表面化したとの見方がある [9], [10]。また、このような医療崩壊は一病院の話に留まらず、周辺の病院にも波及し、広域の医療体制に負の連鎖反応を起こした例もあり、他人事と見るべきではないという示唆にも注目すべきであろう [9]。さらに、自治体行政の視角からの検討では、首長をはじめとする行政関係者の医療や病院経営への理解不足のほかに、住民をお客様（非当事者）として捉え、実務について医療従事者に任せ切りの伝統的な公共事業政策の進め方が、医療崩壊の根底にあるという指摘もある [13]。

　いずれにしても、医療崩壊の問題は、地域医療の成り立ちについてあらためて世に問う契機の一つになったと思われる。すなわち、この問題の根底には、住民、行政関係者、医療従事者相互の医療に対する意識の乖離や離齬があるという認識は進んだ。そして、地域医療は、医療従事者だけではなく、行政関係者、住民が連帯して守っていくものであるという考えも生まれ、地域医療を守ろうとする住民参加による活動が広まっていった。先駆的活動はいくつかあるが、有名な例として2005（平成17）年

から継続している「地域医療を育てる会」（NPO法人；千葉県東金市）がある[14]。救急医療現場を入り口にその実情を自分たちで調査して市民に伝えようとすることから発足した。夜間・救急受診をテーマにした「くませんせいのSOS」という絵本が制作され、市民への啓発に効果を上げたばかりでなく、他地域での住民活動の参考にされた。同会は、市民に呼び掛けて地域医療に係る学習機会、さらに行政機関と医療施設が市民とつながるような情報交換の機会を提供しつつ活動を継続している（表6-1）。「県北の地域医療を守る会」（NPO法人：宮崎県延岡市）は、自分たちの地域の医療は自分たちで守ることを合言葉に、市民、行政関係者、医師らが一堂に会して話し合う各種の場を設けたり、医療機関に手作りカレンダーを届けたりしている。延岡市は「地域医療を守る条例」を全国に先駆けて制定した（表6-2）[15]。青森県では、地域医療に対して住民ができることを調査し、地域医療に関心を持つ仲間を増やす啓発を行う「地域医療研究会」（NPO法人；青森県）が活動している[1]。医療従事者

表6-1　「地域医療を育てる会」（千葉県東金市）で住民が定めた7つの約束と6つのマイチャレンジ

7つの約束（地域に伝えていきたいこと）
・地域医療は医療者、地域、行政、議員が一緒につくるもの
・医療者と住民の意識のギャップを埋めよう
・健康は人任せではなく自分で守るもの
・医療、福祉、健康づくりが一体であることを理解しよう
・お互いが支え合って地域の安心をつくっていく
・医療とともに、健康づくりに必要な人員や財源を確保しよう
・医療機関のネットワークづくりを進めよう
6つのマイチャレンジ（実行していくこと）
・自分の身体や健康についてよく知ろう
　　食生活に気を付け運動をしよう
・かかりつけ医をもとう
・休日夜間には本当に必要な時だけ医療を受けよう
・医療者の立場を考えて、敬意を示そう
・家族や地域が健康であり続けられる行動をしよう
・一歩踏み出す勇気！一緒に考え行動する仲間をつくろう

地域医療に対して住民にできることを考えてとりまとめられた（夢と希望を創る地域医療プロジェクト：2008年）。

表6-2　延岡市が定めた地域医療を守る条例

市の責務	①地域医療を守るための施策の推進 ②健康長寿を推進するための施策の実施
市民の責務	①かかりつけ医を持つ ②安易な夜間や休日の受診を控える ③医師等に信頼と感謝の気持ちを持つ ④健（検）診の積極的受診と日頃からの健康管理に努める
医療機関の責務	①患者の立場の理解と信頼関係の醸成 ②医療機関相互の機能分担と業務連携 ③医療の担い手の確保と良好な勤務環境の保持 ④健（検）診への協力

本条例では、市民、行政、医療機関のそれぞれに責務を定めた（2009年）。

第6章

と住民とをつなぐのに行政の果たす役割が大きいことを体現している。

　現在、こうした住民、行政関係者、医療従事者のつながりの構築は、地域の医療崩壊を招来しない方策の一部になり得ると考えられている。医師が増えたかに見えた病院で再び医療崩壊の生じる事例があり、医療従事者の不足した病院に医療従事者を招聘すれば問題が解決するという安直な話ではないと思われるからである。すなわち、昨今のマクロな対策、例えば医療従事者の養成増と確保、地域医療構想による労働環境の改善が医療崩壊抑止に働くという期待もあるが、他方で、医療従事者が住みたいと思える地域や医療機関になっていくことにも同時にプライオリティが置かれてよい。この考えから、医療従事者の育成に対する住民の関与する試みとして、例えば研修医師に向けて地域に根差した交流機会を提供する住民活動もある[9], [10], [14]。

　このような地域医療づくりに参加する住民の活動は定着しつつあるが、住民活動の母体はNPO法人、ボランティア団体、また地域の保健医療関連組織などの様々な形態からなる。その活動も様々で、住民への啓発や医療機関との連携に留まらず、医師育成サポーター[14]や地域医療サポーター[16]の養成をはじめとして創意工夫をもって展開されている。全国で地域医療に係る住民活動に携わる人々を広く対象にして、2009（平成21）年から（財）地域社会振興財団によって「地域医療を守り育てる住民活動」全国シンポジウムが開催されるに至った[17]。この会議には、地域医療を守る活動に関する情報交換と組織のネットワーク形成を主眼に、全国から住民、行政職員、医療従事者、教育関係者らが参加している。この成果として、地域医療づくりに参加する当事者意識が広まり、住民、行政関係者、医療従事者との関係性を多角的に議論できたこと、そして住民活動の具体例が全国レベルで共有されたことが語られている。一方で、住民啓発の広まりや活動の継続性に関する困難さは、地域を問わず、課題として語られている。

　最近、新型コロナウイルス感染症の流行時にも医療崩壊が話題になった。同感染症の増加とともに、特に重症患者を受け入れる病院への入院が難しくなったことや、外傷、心筋梗塞、脳卒中のような同感染症以外の急性疾患に対応できないことが問題視された。医療従事者が急速に不在になる医療崩壊と趣きは異なるが、住民からみれば医療のアクセスが容易ならざる意味では同じである。一事例であるが、任意団体「海部地域医療サポーターの会」（愛知県弥富市）は、自分たちのできることとして感染拡大予防の啓発リーフレットを医療機関とともに作成して広報活動を行った（図6-2）。日頃から、地域の医療機関と顔の見える関係にあるこの団体は、あうんの呼吸で医療機関と共同して作業できたという。最近、情報通信技術が発達し、啓発方法は新たなステージを迎えており、この技術を採用することで今後の住民活動も変貌していくであろう。

⑤　上手な医療のかかり方

　患者あるいは国民が安心して必要な医療

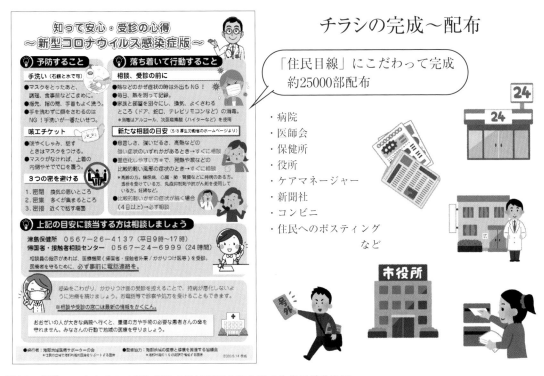

図6-2　新型コロナウイルス感染症時の地域医療を守り育てる住民活動の例

に適正にアクセスするためには、医療提供者側の取り組みだけでなく、患者やその家族である国民の医療のかかり方に関する理解や言動が肝心である。この考えから、受診の必要性や医療機関の選択をはじめとして、医療に'上手に'かかることを検討する「上手な医療のかかり方を広めるための懇談会」が厚生労働省で開催された（2018〔平成30〕年）[18),19)]。同会では、受診の適正化、時間外・土日の受診のありよう、大病院への患者集中、医療提供側の過度な負担と働き方、医療の質・安全確保などに関して取り上げられた。また、企業や保険者にとって重要な受診と仕事の両立を達成する期待も込められた。検討を経て、「いのちをまもり、医療をまもる」国民プロジェクトが宣言された（資料図6-1）。この中では、患者・家族の不安を解消する取り組みの実

施、医療の現場が危機にある現状についての国民との共有、緊急時の相談電話（例えば#8000［小児対象の電話医療相談窓口]、#7119［救急車の要請を含めた救急医療電話相談窓口]）や関連サイトの周知と活用、信頼できる医療情報の提供、チーム医療の徹底と患者・家族の相談体制の確立が方策として掲げられた。国、自治体、医療施設、民間企業、市民社会のそれぞれのアクションも例示された。

　同時に、上手な医療のかかり方につながる啓発活動や取り組みに対しては「上手な医療のかかり方アワード」で表彰されるようになった（厚生労働省：2019（令和元）年～；図6-3）[20)]。これは、保険者部門、医療関係者部門、企業部門、民間団体部門、自治体部門、コンテンツ部門における好事例を広く紹介する役割を持っている（図6-4）。

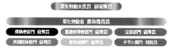

厚生労働省ホームページを参照

図6-3　厚生労働省「上手な医療のかかり方アワード」

⑥ おわりに

　医療従事者、行政機関関係者、そして'住民'が協調してつながり、地域全体で取り組むことが地域医療の発展に一役買い得る。ここでは、地域の保健医療関連活動、模擬患者会、地域医療を守る活動、また上手な医療のかかり方に関する事業を取り上げてみたが、医療への住民参加についてはまだまだその他の例が挙げられるだろう。

　地域医療は全ての国民に関わることであり、専門家偏重にならないように、レイ・エキスパート（lay expert：素人としての専門家という意味の言葉）の面持ちで国民が医療づくりに参加するという時代である。政策的な色彩が強いと思われている地域医療構想や地域医療計画においても住民の協議、あるいは構想や計画に対する評価

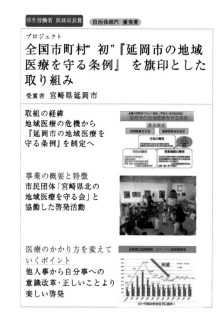

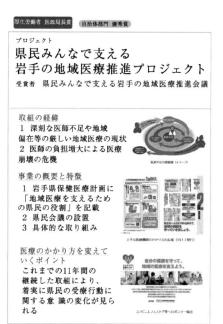

厚生労働省「第1回上手な医療のかかり方アワード」をもとに作成

図6-4　厚生労働省「上手な医療のかかり方アワード」受賞事例

への参加が求められている。ともあれ、地域医療を進める上で、住民一人一人が考え、行動することは欠かせない。

文献

1）藤本幸男．住民参加の地域医療．医学のあゆみ 2019；270（13）：1231-1237.

2）浅野章子．保健補導員と協働で進める健康づくり：ソーシャルキャピタルの高い地域づくりへ．保健師ジャーナル 2013；69（10）：830-835.

3）布施克也、村松芳幸．地域医療魚沼学校　住民参加と多職種協働によるまちづくり．心身医学 2015；55（9）：1041-1046.

4）菊地秀．地域住民を対象にした「健康祭り」．医療 2010；64（3）：190-192.

5）十河浩史．倉敷市の住民参加型地域連携「わが街健康プロジェクト」．病院 2016；75（7）：521-524.

6）菊本舞、小谷和彦．地域診断学のすすめ．医療と検査機器・試薬 2021；44（1）：45-52.

7）阿部恵子．医療者教育における模擬患者（SP）の歴史と現在の活動．看護教育 2011；52（7）：502-508.

8）麻生真紀子．模擬患者（SP：Simulated Patient）を取り入れた医療コミュニケーション研修．病院安全教育 2020；7（4）：22-26.

9）平井愛山．自治体病院の惨状　崩壊から再生へ．医学のあゆみ 2007；222（6-7）：441-448.

10）平井愛山．医療崩壊から再生へ　公立病院の医師のストレスとその対策．医学のあゆみ 2008；227（2）：93-96.

11）厚生労働省．医師臨床研修制度の変遷．（https://www.mhlw.go.jp/topics/bukyoku/isei/rinsyo/hensen/）

12）松本悠貴、星子美智子、森松嘉孝、森美穂子、久篠奈苗、石竹達也．バーンアウトおよびワーク・エンゲイジメントの観点から分析したコンビニ受診と医師の疲労との関連性．日本公衆衛生雑誌 2015；62（9）：556-565.

13）伊関友伸．住民が地域医療を支える意義．病院 2011；70（9）：654-657.

14）藤本晴枝．地域医療のための患者・住民の新たな役割．JIM 2011；21（6）：481-483.

15）首藤正治．「条例」に込めた地域医療再生への思い　宮崎県延岡市．病院 2011；70（9）：672-675.

16）萱嶋誠．'地域医療サポーター'制度．病院 2011；70（9）：685-687.

17）梶井英治．地域医療を守り・育てる住民活動．国際保健医療 2018；33（2）：129-131.

18）厚生労働省．上手な医療のかかり方を広めるための懇談会．（https://www.mhlw.go.jp/stf/newpage_01491.html）

19）厚生労働省．上手な医療のかかり方を広めるための懇談会．「いのちをまもり、医療をまもる国民プロジェクト宣言」平成30年12月17日．（https://www.mhlw.go.jp/content/10800000/000458856.pdf）

20）厚生労働省．上手な医療のかかり方．（https://kakarikata.mhlw.go.jp/）

第6章

在宅医療に従事する医師

第7章

小谷和彦

自治医科大学地域医療学センター地域医療学部門

> 【本章のポイント】
> ・少子高齢化の進行とともに在宅医療の整備が一層重要になってきている。
> ・多職種連携によるケアは在宅医療における鍵概念のひとつである。
> ・在宅医療の提供には、地域社会の地理空間的な特徴に依拠する面が見られる。

1 はじめに

　我が国の高齢化は進み、2040（令和22）年には65歳以上の人口は全人口の35％程度（4000万人弱）になり、およそピークを迎えると推計されている（資料図7-1）。同時に、一人暮らし世帯や夫婦のみ世帯の増加をはじめとする地域社会の変化は進む。これに合わせて医療や介護を必要とする人も増えていくと想定される[1]。

　在宅生活で最期を迎えることを希望している人は多いが、この希望と現実は乖離している[2]。現在、我が国では在宅医療を含めた地域包括ケアシステム（資料図7-2）が構築されつつあり、実際に在宅医療を受ける人は増えてきている（資料図7-3）。さらに在宅医療の需要は全国的に増える見込みである（資料図7-4）。この意味で、地域医療において在宅医療は重要視される領域である。

　在宅でのケアを成り立たせるためには、必要に応じて、医療や介護をはじめとする多様な職種（人）や周囲の医療・介護提供施設（場）と連携する必要がある。このような多施設・多職種連携は在宅医療における特徴のひとつであり、その連携を促進するために医師も一役買う。

2 在宅医療の実際

　在宅医療は、入院医療、外来診療と並ぶ医療提供体制の三本柱のひとつとして整備されてきている[3]。これは、通院に困難を伴う患者に対して、主として居宅や介護施設に医療従事者が出向く医療をいう。あらゆる疾患や年代が対象になる。日常的で慢性的な状態、急変、看取りといった種々の場面に即したケアが提供される（図7-1）。病状が安定している場合に定期的に提供される訪問診療と、病状が変化した際に臨時に提供される往診に大別される。

　在宅医療は生活と療養を重視し、そこに医療も融合するイメージで一般に語られる。対象者の療養生活を保続するために、医師、歯科医師、薬剤師、看護師、管理栄養士、理学療法士、作業療法士、言語聴覚士、介護士といった多職種の連携したケアが提供される（図7-2）。疾病や病状によっ

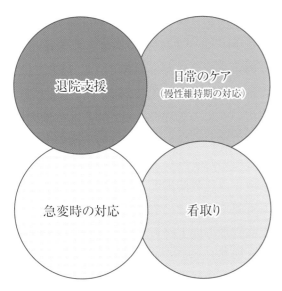

（厚生労働省「平成28年版厚生労働白書:
在宅医療の体制」をもとに作成）

図7-1　在宅医療の4フェーズ

ては他の病院や診療所との連携も実施される。家族との関わりや住民との連携もしばしば重要である。医師が在宅医療に従事するのに特別な資格要件があるわけではない。ただし、医療機関とは異なる居宅という場所で、在宅療養を希望している患者・家族の意向を踏まえて対応する知識と技能、そして経験が必要とされる。多職種連携による有機的なケアを実現するにはリーダーシップについて理解し、実践することも求められる。日本在宅医療連合学会は在宅専門医を認定し[4]、在宅医療に専門性のある医師像を示している。そこでは、専門医の使命を「重い障害を持つ人や暮らしにくさを持つ人、医療にアクセスできない人、命の問題に直面する人たちに、家や地域において優先的に関わることである」と

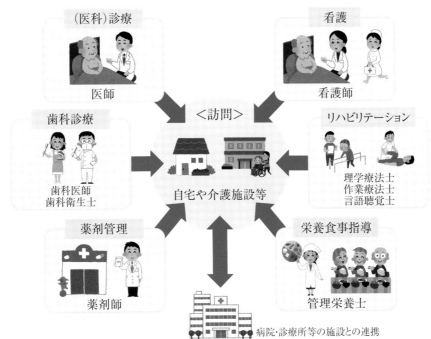

このほかに、ケアマネージャー、介護従事者、行政関係者、住民ボランティア等の多数の人たちが関わる。

（厚生労働省「在宅医療をご存知ですか？」リーフレットをもとに作成）

図7-2　在宅医療における多職種連携

している。また、在宅専門医の中心的資質や能力（コア・コンピテンシー）として、①プロフェッショナリズム、②継続的支援、③包括的支援、④家族の支援と療養環境の調整、⑤地域に根差した活動、⑥在宅医療の質向上への貢献を掲げている。

　様々な診療所や病院が在宅医療を提供している。特に在宅療養支援診療所は在宅医療を終日提供することを前提に認可される（図7-3）。また、在宅療養支援病院は、200未満の病床数を有し、またはその病院周囲の4km以内に診療所がないところに立地しており、終日の往診や訪問看護の体制をとっていることを前提に認可される（図7-3）[3]。いずれも、在宅医療に積極的に取り組む施設として重要である。また、在宅医療を提供する医療機関と提携し、入院の受け入れを含めて終日緊急対応する在宅療養後方支援病院（200以上の病床を持つことを要する）もある。

　在宅医療に係る診断と治療は進歩しつつある[5]。自ずとケアの対象となる疾患やその重症度は広がってきている。最近では、在宅医療に専門特化し、看取りに止まらず、幅広い疾患の管理に努めている医療機関は決して珍しくない。以前なら入院の上で管理していたような、例えば心不全に対して診療する比較的高度な医療を提供するチームも見られるようになっている。さらに、疾病管理の向上から、在宅医療での療養期間は延長していく予測があり、積極的な予防や健康維持増進の発想も採り入れられつつある。在宅医療に外来診療の延長というイメージを持つ人もいるが、それは徐々に変容している。

❸ 都道府県の在宅医療に対する取り組み

　都道府県は、医療機能の分化・連携を推進し、地域における切れ目のない医療の提

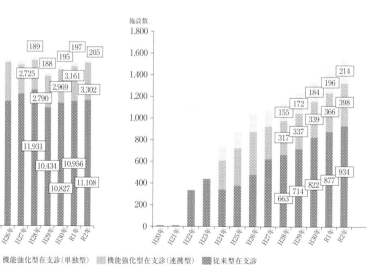

（厚生労働省「第2回在宅医療及び医療・介護連携に関するワーキンググループ」による「在宅医療の現状について」（2022年3月9日）を参照）

図7-3　在宅療養支援診療所と在宅療養支援病院数の推移

供、ならびに良質かつ適切な医療の効率的な提供を実現する体制の確保を図ることを目的に医療計画を策定している[6]。特定の疾病や事業に対して、全ての都道府県で策定することが求められており、在宅医療についても計画すべき事業のひとつになっている。一般に、都道府県は、厚生労働省からの作成指針を参考にしながら独自に計画を立案する。2023（令和5）年度には、第7次計画（2022〔令和4〕年度まで）から新たなステージの第8次計画に移行する予定である。

　在宅医療の計画については、その体制（在宅医療に参加する施設や普及啓発など）を着実に整備することが推進されており、また多様な職種・事業者を想定した取り組み、あるいは市町村が担う地域支援事業との連携、さらに医師会や保健所との連携を伴う取り組みなどの'連携'が強調されている[7]。この実現に向けて、都道府県や市町村の医療・介護関係者による協議の場を設けることも推奨されている。なお、これらの計画策定においては、地域医療構想や介護保険事業計画との整合性も考慮されている。

④ 都市と地方での在宅医療

　医学的見地に止まらずに生活や暮らしを包括的、継続的に支える在宅医療の本質は、どの地域で実践するとしてもそう変わるものではない。しかし、地域社会の実情によってケアを提供するスタンスは異なってくる。例えば、在宅医療における"出向く"という性質上、それが提供される地理空間的な要因は診療圏の面積や移動のしやすさに影響してくる。同時に、多職種連携は、その地域社会の資源にも依存する。

　事実、在宅医療の提供において、都市と地方においていくらかの差違が見られる。我々のヒアリング調査やいくつかの文献[8]~[11]に基づくと（表7-1）、都市部では居宅に移動する距離はそう遠くではなく、むしろ車両の渋滞や駐車に困難を来す場合がある。地方では移動距離が広範になりがちである。都市部では多数の施設や職種が見られ、それが専門分化している場合には、例えば紹介先の選択やケアの統合・編集を検討する必要がある。都市部ではスタッフは転職や離職して流動的に変わることがあり、紹介・逆紹介においては人を頼りにするよりは施設との関係性が優先されることになる。地方では施設や職種がどちらかと言えば限定的で、スタッフも固定されており、スタッフとの関係性の中で紹介・逆紹介がなされる傾向がある。また、介護の提供においても、例えば地価の高い都市

表7-1　都市と地方を比較した在宅医療の一般的特徴

都市	地方
資源の多さ	資源の限定
専門分化の統合・編集の必要性	専門性に拘らない対応
医療・介護人員の変化（転職や離職ほか）	医療・介護人員の固定
移動時の渋滞や駐車の困難さ	移動距離の広範さ
対象者の多様な価値観とライフスタイル	対象者に見られる比較的共通した価値観
家族介護力の不足	地域住民との近接意識

第7章

部では介護施設が容易に増えないといった事象も指摘されている[8]。さらに、都市部では家族介護力が不足しがちで、他方で、地方では近隣の協力は得やすいと言われる[8][10]。なお、資源が寡少であるへき地や離島においては、他業種との連携も出現し、例えば、農業や漁業の従事者が農閑期や漁閑期に介護に参画するような動きも見られる[12][13]。

5　在宅医療での情報通信技術の利活用

　在宅医療に限ったことではないが、多職種連携を必要とするケアにおいては情報の共有にことさら努める必要がある。在宅医療に従事する医師は、居宅にいる患者、家族、医療機関や介護・福祉施設のスタッフらと連携する（図7-4）。同一地域内であったとしても地理空間的に離れた場や人をつ

ないで、様々な情報をもとに意思疎通を図らなければならない。以前は、患者宅にノートを置き、筆記で連絡事項を申し送ったり、電話で伝言したりしていたが、近年では、症状や検査結果などを供覧し、対応を話し合ったりするのに、情報通信技術（information and communication technology: ICT）を利活用する方向になってきている。参加できるスタッフを限定してのクローズドなソーシャル・ネットワーキング・サービス（social networking service: SNS）や、専用に構築した伝送システムなどを使用する場合もある。情報がタイムリーに共有されたり、医療と介護の職種間の対話が円滑化したりする効果が得られている。

　こうしたICTは、各種の機器の開発を促し、バイタルサイン、症状、行動（例えば転倒）をはじめとする患者の状況のモニ

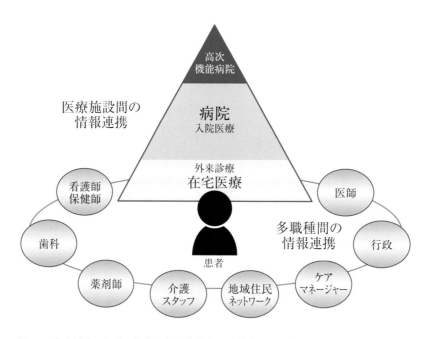

図7-4　在宅医療における情報通信技術基盤型連携（イメージ）

タリングや診療にも利活用されている。血圧、脈拍、体温、皮膚を通しての動脈の酸素飽和度（パルスオキシメータという機器で計測できる）といったデータを専用回線で伝達して多職種で確認できるようなシステムもある。体重や血糖値をはじめとする情報を personal health record（PHR）としてクラウド上のサーバーに管理するようなシステムもある。さらに、最近では、オンライン診療（スマートフォンやタブレットなどのビデオ通信を通じてインターネットで行う診察をいう）も導入されている[14], [15]。

なお、ICT を用いて多職種で会議、研修会や勉強会をすることも普及しつつある。ICT の発達は、診療に留まらず、地域を超えて人や場がつながる機会を増やしている。

6　おわりに

在宅医療が求められる背景、その実際、また地域社会との関係性について触れた。最近、周知されつつある人生の最終段階における医療の決定プロセス（advance care planning、ACP：将来の対応に備え、家族や医療・介護従事者などが話し合いに加わって本人の意思決定を支援すること）[16]、また地域共生社会（地域の多様な主体が参画して、人と人、人と資源が世代や分野を超えてつながり、一人ひとりの暮らしと生きがい、地域をともに創っていく社会）[17] における子ども、障がい者、高齢者などの全ての人に対する包括支援体制に対する取り組みも、在宅医療に深く関わる。い

ずれにしても、一人一人の生活に寄り添う在宅医療は、やりがいの大きな分野である。今後、地域医療において、在宅医療に従事する医師、そして連携する施設や職種の果たす役割はますます大きくなっていくと考えられる。

文献
1）永井良三．日本の地域社会と地域医療．医療と検査機器・試薬 2019；42（2）：75-77.
2）厚生労働省．人生の最終段階における医療に関する意識調査報告書　平成30年 3 月．（https://www.mhlw.go.jp/toukei/list/dl/saisyuiryo_a_h29.pdf）
3）厚生労働省．在宅医療の現状について．第 2 回在宅医療及び医療・介護連携に関するワーキンググループ．令和 4年 3 月 9 日．（https://www.mhlw.go.jp/content/10800000/000909712.pdf）
4）日本在宅医療連合学会．専門医制度．（https://www.jahcm.org/system.html）
5）小谷和彦．在宅医療における臨床検査医学　キャッチアップ2019．臨床病理 2020；68（4）：366-371.
6）厚生労働省．医療計画．（https://www.mhlw.go.jp/stf/seisakunitsuite/bunya/kenkou_iryou/iryou/iryou_keikaku/index.html）
7）厚生労働省．第 7 次医療計画における在宅医療に関する取組の策定状況について．平成30年度第 1 回都道府県医療政策研修会．平成30年 6 月 1

第7章

日.（https://www.mhlw.go.jp/file/06-Seisakujouhou-10800000-Iseikyoku/0000210765.pdf）

8）川越正平. 都市の在宅医療　病診連携とチーム医療を中心に. レジデントノート 2004；5（12）：47-53.

9）佐藤美由紀、山科典子、安齋紗保理、植木章三、柴喜崇、新野直明、渡辺修一郎、花里陽子、芳賀博. 都市部の地域包括ケアシステム構築における課題と方策　行政および在宅医療の視点から. 応用老年学 2014；8（1）：63-73.

10）加藤寿. 都市部における看取り. 地域医学 2019；33（6）：444-448.

11）田上佑輔. 地方と都市部の在宅診療の違い. Medical Practice 2021；38（1）：83-86.

12）全国国民健康保険診療施設協議会. 令和3年度厚生労働省老人保健健康増進等事業「離島等における介護サービス需要と今後の安定的な介護サービ

ス提供のあり方に関する調査研究事業」報告書（委員長　小谷和彦）. 2021.

13）小谷和彦. 地域包括ケア. 医療と検査機器・試薬 2022；45（4）：221-225.

14）厚生労働省. オンライン診療に関するホームページ.（https://www.mhlw.go.jp/stf/seisakunitsuite/bunya/kenkou_iryou/iryou/rinsyo/index_00010.html）

15）本村和久. 病院と在宅・診療所を結ぶ「遠隔医療」「オンライン診療」. 総合診療 2021；31（7）：871-874.

16）厚生労働省. 人生の最終段階における医療の決定プロセスに関するガイドライン」の改訂について.（https://www.mhlw.go.jp/stf/houdou/0000197665.html）

17）厚生労働省.「地域共生社会」の実現に向けて.（https://www.mhlw.go.jp/stf/seisakunitsuite/bunya/0000184346.html）

第
7
章

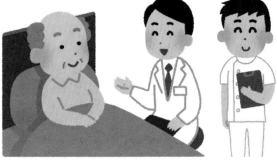
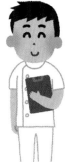

地域医療政策と医師

第8章

～医師偏在対策・専門医制度・働き方改革を中心に～

小池創一

自治医科大学地域医療学センター地域医療政策部門

【本章のポイント】

・医師、地域間偏在・診療科偏在は、長きにわたり我が国の医療提供体制を考える上での大きな政策課題として認識されながらも、現時点でも解消が図られていない。

・医師数を全国で増加させるだけでは、地域・診療科ごとにみた医師不足を解消させることは困難であり、医師偏在対策の重要性はますます高まっている。

・今後の医療提供体制の改革を進めてゆく上で、地域医療構想の実現、医師・医療従事者の働き方改革、実効性のある医師偏在対策の着実な推進を一体的に推進することが重要である。

・専門医制度と地域医療の確保が相反するものとならないよう、地域医療に従事する医師のキャリア形成への支援が重要である。

---

1 はじめに

政策は政策のみが存在すれば実現するものではなく、現場との共同作業があって初めて実現するものである。その意味で、人と場をつなぐ役割を持つ医療人や将来医療を志す人にとって医療政策の動向を知ることは有意義である。

本章では、地域医療政策と医師について、特に、医師偏在対策・専門医制度・働き方改革の動向を中心に、触れることとしたい。

そのためにはまず、日本の医療提供体制の特徴について把握しておく必要がある。日本は、世界の中でも有数の長寿国であり、また、国民皆保険制度を達成し、健康の到達度や、費用負担の公正さ、比較的低い費用で効果的な医療を提供できていることなどを理由に高い評価を受けている[1]、[2]。

一方、先の新型コロナの対応では様々な

「目詰まり」を起こしたとも指摘されている。政府の新型コロナウイルス感染症対応に関する有識者会議がとりまとめた報告書[3]の中でも、我が国の医療提供体制について、「人口千人当たり病床数は欧米と比較して多く、病床や医療従事者などの医療資源の集約を推進してきてはいるものの、依然として、病床100床当たりの医師・看護職員数は、欧米と比較して少なくなっている」と指摘されている。さらに「病院はその約8割を民間病院が占めている」ことが指摘されている（表8-1，図8-1）。

通常の状況下では、医療機関はその設立主体に関わらず、その時点で確立されている連携体制や役割分担に沿って医療提供体制を機能させている。しかしながら、新型コロナの流行のような緊急事態が生じた場合には、この医療提供体制において大きな負荷がかかり、医療機関間の役割分担につ

表8-1　医療提供体制の国別比較

	平均在院日数 （急性期）	人口1000人あたり 病床数	人口1000人あたり 臨床医師数	人口1000人あたり 臨床看護職員数	1床あたり 臨床医師数	1床あたり 臨床看護職員数
		人口100万人あたり 病院数			1病院あたり 臨床医師数	1病院あたり 臨床看護職員数
日本	27.3 16.0	12.8 65.8	2.5	11.8	0.2 37.7	0.9 177.7
カナダ	-- 7.7	2.5 18.9	2.7	10.0	1.1 140.9	3.9 515.6
フランス	8.8 5.4	5.8 44.7	3.1	10.8	0.5 69.2	1.8 237.5
ドイツ	8.9 7.5	7.9 36.4	4.3	13.8	0.5 117.1	1.7 375.3
イタリア	8.0 7.0	3.2 17.7	4.0	5.7	1.3 226.9	1.8 327.6
イギリス	6.9 6.2	2.5 29.6	2.8	8.1	1.1 98.8	3.2 280.2
アメリカ	6.1 5.5	2.8 18.8	2.6	11.9	0.9 138.6	4.2 631.8

※「平均在院日数／急性期」・「人口1000人あたり病床数／人口100万人あたり病院数」は2019年データ（ただし、一部
　は2018年データ）。　このほかのデータは2018年データ。
※フランス、アメリカの臨床看護職員数は実際に臨床に当たる職員に加え、研究機関等で勤務する職員を含む。
（出所）「OECD Health Statistics 2021」、「OECD.Stat」, 財政制度分科会（令和4年4月13日開催）資料1

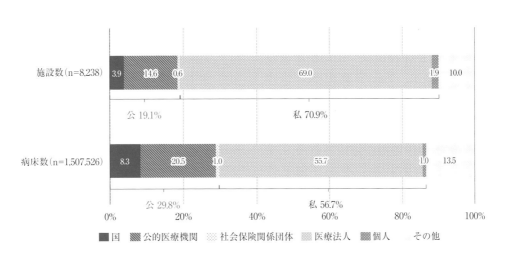

出典：厚生労働省　令和2（2020）年医療施設調査

図8-1　開設者別にみた病院の施設数・病床数（2020年10月1日現在）

いても柔軟に見直しが必要になる。このような場合、それぞれの設立主体が異なれば、どうしても合意形成には時間がかかる。また、医療提供の方法も、感染症法に基づく入院勧告・措置等、通常、医療機関と患者との間の合意により提供される医療とは大きく異なり、いわば行政が介入する仕組みになる点も重要である。本章が扱う、医師偏在対策・専門医制度・働き方改革についても、医療に行政が何等かの形で介入する形となる以上、我が国のこのような医療提供体制の構造を理解しておくことは有意義

第8章

であろう。

 ## 2 医師養成数と偏在をめぐる状況について

医師確保を考える上で、医師の養成数の問題を避けて通ることはできない。医学部の入学定員については、戦後、医師養成が新制大学医学部に一元化されて以降、医学部数・入学定員ともに大きな変化はなかった。その後、1961（昭和36）年の国民皆保険制度の確立などもあり、医療需要は徐々に増加、1970（昭和45）年には、政府は医師数の目標として1985（昭和60）年を目途に最低限人口10万対150人にすることを表明した。1973（昭和48）年の閣議決定「経済社会基本計画」には「一県一医大構想」（「無医大県解消構想」）が掲げられるなど、医学部の新設や定員増が進められた。この結果、1983（昭和58）年には医学部入学定員は8,280人となり、医師養成数の当時の増加目標であった「人口10万対150人」の医師数が達成された。

その後、1986（昭和61）年の「将来の医師需給に関する検討委員会最終意見」において、将来の医師過剰が見込まれたことを踏まえて医学部定員を削減する方向に政策転換がなされた。これを受けて医学部の入学定員は削減が進められ、2003（平成15）年以降の数年間にわたり7,625人で維持されることになる。

一方、2000年代に入ると、いわゆる医局の医師派遣機能の低下、臨床研修の必修化、病院勤務医の過重労働、出産・育児による離職の増加、医療にかかる紛争の増加に対する懸念が高まり、再び医師不足をめ

ぐる議論が起こることになる。2005（平成17）年には、特定の地域、診療科などにおける医師不足を指摘する声の強まりを受け、厚生労働省に「医師の需給に関する検討会」が設置された。同検討会の報告書では、2022（令和4）年には需要と供給が均衡し、全国的にみると必要医師数は供給されるものの、このことが短期的・中期的に、あるいは地域や診療科と言った需要が自然に満たされることを意味するものではない。既に各地域で医師の地域定着策について種々施策を講じているにも関わらず、医学部定員が人口に比して少ないために医師が不足している県の大学医学部に対しては、さらに実効性のある地域定着策の実施を前提として、定員の暫定的な調整を検討する必要がある、といった指摘がなされ、その後の医学部の臨時定員増につながった。また、医師の偏在についても、医師数は全国的に増加しているものの、地域間の医師配置の格差は必ずしも減少に向かっていないという認識が示されることとなった。

これらの議論を受け、国は、2006（平成18）年の「新医師確保総合対策」、2007（平成19）年の「緊急医師確保対策」により医学部入学定員増に舵を切ることとなった。特に2010（平成22）年度以降は、地域の医師確保の観点からの定員増（地域枠）として都道府県が作成する医療に関する計画に基づき奨学金を設け、大学は地域医療を担う意思を持つ者を選抜し、地域医療などの教育を実施する枠組みが拡充していった。医学部の入学定員は過去最大規模まで増員され、2020（令和2）年度には、医

学部定員は9,330人に達した。医学部定員に占める地域枠などの数・割合も、2007（平成19）年度の183人（2.4%）から2020（令和2）年度の1,679人（18.2%）と医学部入学定員の約7人に1人が地域枠となっている（図8-2）。（地域枠の詳細については、「第3章　地域枠医師」も参照されたい）

なお、海外の医学部卒業者の医師国家試験合格者は近年増加傾向にある。外国において医科大学（医学部）を卒業した者や医師免許を取得した者が医師国家試験を受験するためには、厚生労働大臣の認定が必要で、2022（令和4）年の医師国家試験10,061人の受験者のうち160名、合格者は78名を占めるまでになった。この数は、日本の医学部1校分の入学者に近いものであり、今後の医師養成の議論の中では無視できない存在となりうると考えられている。

医師数の増加は医師偏在にどのような影響を与えるであろうか。医師数を増加させてゆけば、徐々に、地方にも広がってゆく

とする考え方もあるが、医師の数を増加させるだけでは、医師の偏在には十分な対応ができない。日本においても、小林ら[4]が、1970年代に我が国の年間あたり養成医師数が約4,000人から約8,000人に増加したにもかかわらず、1980（昭和55）年と1990（平成3）年の市町村別医師数を比較すると、人口3万人以上の市町村では医師数が増加した一方、人口1万人未満の市町村では医師数の増加はほとんどなかった。さらに市町村間の格差はほとんど変化がなかったことを明らかにしている。厚生労働省の医療従事者の需給に関する検討会医師需給分科会の第2次中間取りまとめ[5]でも、「医師の偏在は、地域間・診療科間のそれぞれにおいて、長きにわたり課題として認識されながら、現時点においても解消が図られていない」問題であり「医学部定員の増員により医師数の全国的な増加を図ったとしても、医師の偏在対策が十分図られなければ、地域の医師不足の解消にはつながっていかない」と指摘しており、医師確保の上で医師偏在対策の重要性がより強く認識さ

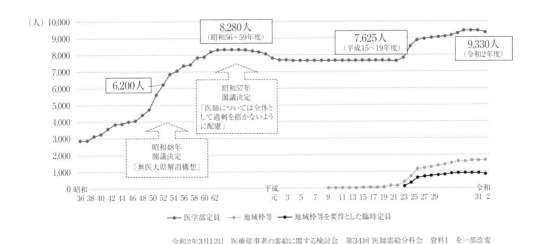

図8-2　医学部入学定員と地域枠の年次推移

れている。

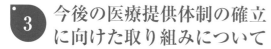 今後の医療提供体制の確立に向けた取り組みについて

1）2040（令和22）年を展望した医療提供体制の改革について

　今後の医療提供体制を考えていく上で、人口構造の変化による影響は避けて通れない。特に高齢期には医療を受ける者の割合も高くなることから、人口構造や人口動態を把握し、今後の将来推計に基づいた適切な医療提供体制を構築することが重要となってくる。我が国の人口ピラミッドは、少子化が続き、高齢化と人口減少が急速に進む。高齢世代にボリュームがあり、そこから若年層にむけて細くなってゆく形を基本にしつつ、ベビーブームにより人口が前後よりも多い世代が2つある。加えて前後の年と比べて極端に人口が少ない世代が存在することによる部分的な凹凸があることが特徴である。

　医療提供体制を考えてゆく上では、第二次世界大戦直後、1947（昭和22）年から1949（昭和24）年にかけての第一次ベビーブームによる団塊世代、1971（昭和46）年から1974（昭和49）年の、団塊世代の子供たちの団塊ジュニア世代の動向は重要である。団塊世代のうち1949（昭和24）年出生は269万6638人、団塊ジュニア世代の最多が1973（昭和48）年出生の209万1983人である。人口動態統計月報年計（概数）によると、2021（令和3）年の出生数は、81万1604人であり、団塊世代のピークと比較すると出生数は既に3分の1以下となっていることからもそのインパクト

の大きさは容易に想像がつくであろう。

　2025（令和7）年にはこの団塊の世代が後期高齢者（75歳）に達することになる。これを受けて国は、2025年を見据え、地域の医療関係者の協議を通じて病床の機能分化と連携を進め、効率的な医療提供体制を実現する取り組みである「地域医療構想」や、高齢者の尊厳の保持と自立生活の支援の目的のもとで、可能な限り住み慣れた地域で、自分らしい暮らしを人生の最期まで続けることができるよう、地域の包括的な支援・サービス提供体制である「地域包括ケアシステム」の構築などを進めてきた。

　一方、2025年を過ぎても、引き続き高齢者人口は増加を続け、第二次ベビーブームによる団塊ジュニア世代が老年人口に入った後の2042（令和24）年に3,935万人でピークを迎える。また、65歳以上の高齢者割合は、2036（令和18）年に33.3％で全人口の3分の1となり、2065（令和47）年には38.4％、すなわち2.6人に1人が老年人口となる。総人口が減少し、若年人口も減少する中、医療の担い手をどう確保してゆくか、社会保障を支える側と受ける側のバランスが崩れてゆく中、地域における医療・介護システムをどう維持・再構築してゆくかは、2025年を過ぎてからも引き続き我が国にとって大きな課題であり続けるであろう（図8-3）。

　医療提供体制の再編に向けた当面の目標であった2025年を目前に控え、2025年以降も少子高齢化の進展が見込まれる。さらには、人口減に伴う医療人材の不足、医療従事者の働き方改革といった新たな課題への対応も必要となっているこれらを踏ま

第8章

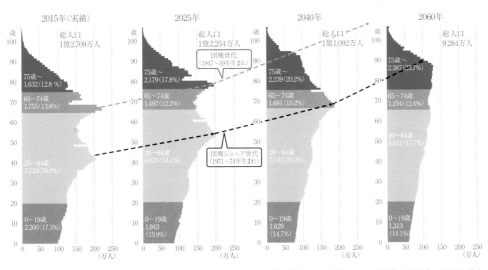

出典：国立社会保障・人口問題研究所　日本の将来推計人口　平成29年推計　男女年齢各歳別人口（総人口）：出生中位（死亡中位）推計より作成

図8-3　今後の我が国の人口ピラミッド

え、2040（令和22）年の医療提供体制の展望を見据えた対応を整理し、地域医療構想の実現などのみならず、医師・医療従事者の働き方改革の推進、実効性のある医師偏在対策の着実な推進が必要という問題意識が持たれるようになっていた。[6]

例えば都市部では類似の医療機能を持つ医療機関が複数存在し、医療資源の活用が非効率に医療資源の分散・偏在している。その一方で、医師の少ない地域での医療提供量の不足・医師の過剰な負担もあり、これが医療現場の疲弊、ひいては医療安全にも影響を及ぼしているという認識がある。限られた医療資源を最適配置するとともに、情報ネットワーク基盤を整備、円滑なチーム医療、派遣などによる医師確保、総合的な診療能力を有する医師の確保が問われる。どこにいても必要な医療を最適な形で受けられることをめざすこと、タスクシフト、タスクシェアなどの業務の移管や共同化の浸透、人員配置の最適化やICT技

術を活用したチーム医療の推進や業務の効率化、さらには医療従事者の健康確保や負担軽減策を講じることを通じて、医師・医療従事者の働き方改革も進めるということを目指している。そして、そのためには、地域医療構想の実現、医師・医療従事者の働き方改革の推進、実効性のある医師偏在対策の着実な推進の3つの施策に一体的に取り組むことを目指している（図8-4）。

2）地域医療構想の実現

今後の人口減少・高齢化に伴う医療ニーズの質・量の変化や労働力人口の減少を見据え、質の高い医療を効率的に提供できる体制を構築するためには、医療機関の機能分化・連携を進めていく必要がある。

地域医療構想とは、2014（平成26）年に成立した「医療介護総合確保推進法」によって制度化された。2025（令和7）年の医療需要と病床の必要量について、二次医療圏が基本となる構想区域単位に医療機

第8章

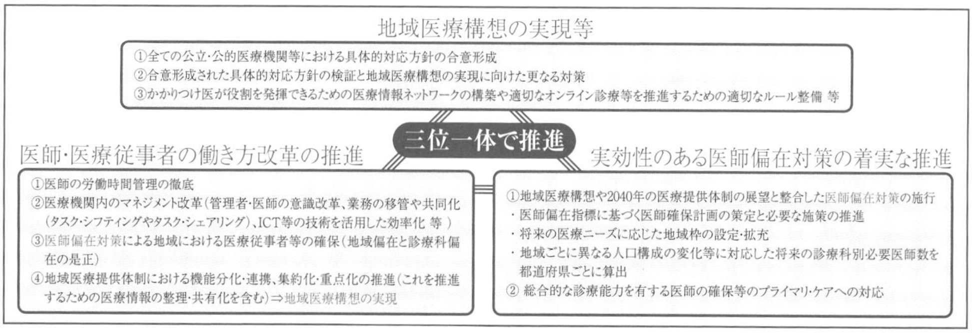

地域医療構想の実現等
①全ての公立・公的医療機関等における具体的対応方針の合意形成
②合意形成された具体的対応方針の検証と地域医療構想の実現に向けた更なる対策
③かかりつけ医が役割を発揮できるための医療情報ネットワークの構築や適切なオンライン診療等を推進するための適切なルール整備 等

三位一体で推進

医師・医療従事者の働き方改革の推進
①医師の労働時間管理の徹底
②医療機関内のマネジメント改革（管理・医師の意識改革、業務の移管や共同化（タスク・シフティングやタスク・シェアリング）、ICT等の技術を活用した効率化 等）
③医師偏在対策による地域における医療従事者等の確保（地域偏在と診療科偏在の是正）
④地域医療提供体制における機能分化・連携・集約化・重点化の推進（これを推進するための医療情報の整理・共有化を含む）⇒地域医療構想の実現

実効性のある医師偏在対策の着実な推進
①地域医療構想や2040年の医療提供体制の展望と整合した医師偏在対策の施行
・医師偏在指標に基づく医師確保計画の策定と必要な施策の推進
・将来の医療ニーズに応じた地域枠の設定・拡充
・地域ごとに異なる人口構成の変化に対応した将来の診療科別必要医師数を都道府県ごとに算出
②総合的な診療能力を有する医師の確保等のプライマリ・ケアへの対応

出典：厚生労働省. 平成31年4月24日 第66回社会保障審議会医療部会 資料1-1　を一部改変

図8-4　2040年を展望した医療提供体制の改革について

能（高度急性期・急性期・回復期・慢性期）ごとに医療需要と病床の必要量を推計するとともに在宅医療などの医療需要を推計、目指すべき医療提供体制を実現するための施策である。地域医療構想の実現に向けて、都道府県は、構想区域ごとに「地域医療構想調整会議」を設置し、関係者の協議を通じて、地域の状況に応じた病床の機能分化と連携を進めることになった。この会議では、「各医療機関が自主的に選択する病床機能報告制度に基づく現状の病床数と地域医療構想における2025（令和7）年の病床の必要量（必要病床数）」、さらには「医療計画での基準病床数を参考にして、病床の地域偏在、余剰または不足が見込まれる機能を明らかにして地域の実情を共有し、関係者の協議によって構想区域における課題を解決」などが盛り込まれ、2025年の医療提供体制構築を目指すこととされている。また、国も、地域医療構想の実現に向けて、地域における医療機能の分化・連携に向けた取り組みを支援するためのさまざまな施策を講じている（図8-5）。

　都道府県は、地域医療介護総合確保基金を活用した必要な支援をおこなうこととさ

れた。しかし、地域医療構想調整会議での協議を踏まえた自主的な取り組みだけでは、機能分化・連携が進まない場合や協議が整わない場合には、医療法に定められた都道府県知事の役割を適切に発揮するよう求めている。医療法には、都道府県の権限として、①地域で既に過剰になっている医療機能に転換しようとする医療機関に対しての転換の中止に関すること　②地域で不足している医療機能を担うことに関すること　③病院の開設等許可申請の際に、地域で不足している医療機能を担うよう、開設等許可への条件付与　④稼働していない病床の削減に関することに関し、公的医療機関などに対しての命令、民間医療機関に対しての養成・勧告に関する権限が定められている。

　地域医療構想の推進については、その策定以降、新型コロナ流行が医療提供体制に大きな影響を与えたことを踏まえ、超高齢化・人口急減といった人口構造の変化への対応に加え、新型コロナ対応が求められるのではないかとの問題意識が示されている。新型コロナ対応に関する課題として、人材面をはじめとした高度急性期対応、地

第8章

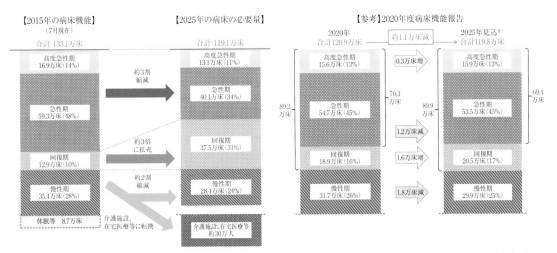

出典：厚生労働省. 平成29（2017）年版厚生労働白書　図表7-2-1　及び 令和4（2022）年　第3回地域医療構想及び医師確保計画に関するワーキンググループ資料1を一部改変

図8-5　地域医療構想による2025年の病床の必要量

域医療を面として支える医療機関などの役割分担・連携・情報共有、チーム・グループによる対応など外来・在宅医療の強化、デジタル化・見える化への対応が挙げられている。[7]

3）医師・医療従事者の働き方改革

我が国の医療は、医師の自己犠牲的な長時間労働により支えられており危機的な状況にあると言われている。医師の仕事は、その性質上、昼夜を問わず患者への対応を求められうるものとはいえ、他職種と比較しても抜きん出た長時間労働の実態があり、健康への影響、仕事と生活の調和への関心の高まり、女性医師割合の上昇なども踏まえ、改革を進める必要が指摘されてきた。また、医師の長時間労働の背景には、個々の医療機関における業務・組織のマネジメントの課題、医師需給や医師の偏在、医師の養成のあり方、地域医療提供体制における機能分化・連携が不十分な地域の存在、国民の医療のかかり方などの様々な課題が存在している。それ故、医療提供体制

に関する各種施策と医師の働き方改革は、一体的・総合的に進められるべきであると指摘されている。

2018（平成30）年に国会で可決成立した働き方改革関連法（「働き方改革を推進するための関係法律の整備に関する法律」）により、これまでは労働時間は時間外労働をさせる場合には、労使協定（労働基準法第36条に基づくものであるため36（サブロク）協定と呼ばれる）を締結し時間外労働の上限を定めることとされている。しかし臨時的に限度時間を超えて時間外労働を行わなければならない特別の事情が予想される場合には特別条項付きの36協定を締結すれば、限度時間を超える時間であっても時間外労働を行わせることが可能とされていた。これが、法改正により、臨時的な特別な事情がある場合にも上回ることのできない上限が、年720時間以内（休日労働を含む複数月平均80時間以内。休日労働を含む月100時間未満（休日労働を含む））とされた。原則である月45時間を超えることができる

のは、年間6か月までと定められたのである。この時間外労働の上限規制は2019（平成31）年4月から施行されたが、医師の場合はその業務の特殊性や、地域における医療提供体制の在り方にも影響が大きいことから、上限規制が5年間猶予され、2024（令和6）年から適用されることになった。

　このため、厚生労働省は、医師の働き方改革に関する検討会[8]、また、さらに、医師の働き方の推進に関する検討会[9]において、具体的な検討を進めた。診療に従事する医師については、時間外労働の上限水準として、脳・心臓疾患の労災認定基準を考慮した時間外労働の上限をA水準として、年960時間／月100時間（いずれも休日労働含む）。B水準として、地域医療提供体制の確保の観点から、やむを得ずA水準を超えざるを得ない場合に、地域医療確保暫定特例水準として年1,860時間／月100時間（例

外あり。休日労働含む）。さらに、C水準として臨床研修医・専門研修中の医師の研鑽意欲に応えて一定期間集中的に知識・手技を身につけられるようにすること（C-1水準）や高度な技能を有する医師を育成する必要がある分野において新しい診断・治療法の活用・普及などが図られるように集中的技能向上水準（C-2水準）を設け、B水準と同じ年1,860時間／月100時間を、将来に向けて縮減方向にすることを前提としつつ当面の時間外労働の上限時間とすることとなった。さらに、追加的健康確保措置として、月の上限を超える場合の面接指導と就業上の措置、さらに連続勤務時間制限や勤務間インターバルが設けられることとなった（図8-6）。

　医師の長時間労働の是正は、喫緊の課題とは言え、現状の医療提供体制が、医師の長時間労働を前提に構築されていることも

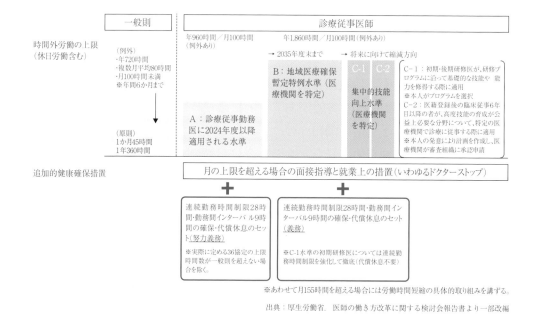

図8-6　2024（令和6）年4月以降の医師の時間外労働規制

また事実であり、医療提供体制の効率化や、タスクシフト、タスクシェアに向けた取り組みの推進など、医師の働き方全体の見直しなしに、勤務時間のみを短縮した場合、医療提供体制に重大な影響を及ぼしうる点にも注意が必要である。

いずれにしても、医師の働き方改革については、偏在の問題と同様、これまで累次にわたり指摘を受けながらなかなか改善が図られてこなかったものであるが故に、地域医療構想や医師の偏在対策とともに一体となって改革を進める中で、よりよい仕組みが構築されれば医師自身の健康や幸福、ひいては、患者の利益、そして地域の幸福や健康確保が可能となるという点では極めて重要な取り組みであるといえる。

４）実効性のある医師偏在対策の着実な推進
2018（平成30）年に成立・公布された「医療法及び医師法の一部を改正する法律」により、都道府県は、医療計画の中で、医師確保の方針、確保すべき目標医師数、目標の達成に向けた施策内容を「医師確保計画」として定めることとされた。医師確保計画では、計画期間中に確保すべき目標、そのための施策を定め、PDCAサイクルにそって計画を推進、定期的に見直してゆくこととされた（図 8 - 7 ）。

医師確保計画を各都道府県が作成するに先立ち、国は三次医療圏ごと及び二次医療圏ごとの医師の多寡を統一的・客観的に比較・評価した指標（医師偏在指標）を定めた。これまで、地域ごとの医師数の比較には人口10万人対医師数が一般的に用いられていたが、人口当たり医師数が同じでも、その地域の医療需要は、小児期や高齢期といった医療需要の高い年齢層の割合によっ

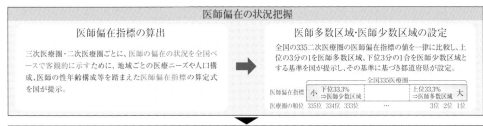

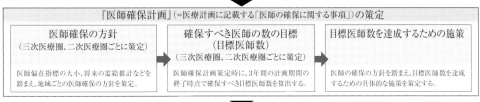

出典：厚生労働省「医師確保計画の概要」を一部改編

図8-7　医師確保計画を通じた医師偏在対策について

第8章

て異なること、医療を提供する医師の年齢構成によって労働時間も異なる中、医師の人数のみでは医療の供給量を正確に評価できないことなどもある。人口あたり医師数だけでは、医師の多寡を統一的・客観的に把握するための「ものさし」としての役割を十分に果たしておらず、データに基づいた医師偏在対策をおこなうことが困難であるという問題意識から新たな指標を国が示したものである。

この医師偏在指標の算出式は

標準化医師数／（地域の人口/10万×地域の標準化受療比）

で示されるもので、医師数を性・年齢階級別の医師の勤務時間が異なることを背景に全医師の平均労働時間との比を用いて医師数を標準化して算出した「標準化医師数」と、医療需給を当該地域の期待受療率を全国の期待受療率で除して求める「地域の標準化受療比」から求めることとされたものである。

　地域における医師の偏在について評価する際に、Gini係数を用いる場合があるが、医師偏在指標は、同人口10万人対医師数と同様、地域間の医師の偏在の程度そのものを示している指標ではなく、他の地域と偏在指標の値と比較して、その地域の位置づけを把握するために用いられる指標である点には注意が必要である[10]。

　国は、全国の都道府県の医師偏在指標の上位・中位・下位、二次医療圏の医師偏在指標の値をもとに、上位3分の1を医師多数区域、下位の3分の1を医師少数区域とし、この区分に基づき医師確保の方針についての基本的な考え方を示した。各都道府県については、医師少数都道府県については、医師の増加を医師確保の方針の基本とし、医師多数都道府県からの医師の確保ができることとする一方、医師多数都道府県は、都道府県外からの医師の確保は行わないこととされた。

　また、必要に応じて二次医療圏よりも小さい単位の地域で医師が不足している地域を「医師少数スポット」と定め、医師少数区域と同様に取り扱うことができるものとすることとされた。この医師少数スポットを設定したのは都道府県の半数超（55.3%）で、全国では313スポットが定められており、その指定範囲は市町村全域である場合が最多であった。また、代表的な医師不足地域への対策として以前より行われている無医地区・準無医地区との包含関係としては、約8割の医師少数スポットは無医地区・準無医地区とは重複しない形で定められていることが明らかになっている[11]。このことは、医師少数スポットと無医地区制度を組み合わせ地域医療確保のための施策がとられていることを示唆するものと考えられる。

　医師の勤務地は、自身や配偶者の出身地、出身大学や関連病院の近くが多くなると考えられるが、卒後10年後程度の間に、専門領域におけるキャリア形成を重点的におこなうため、キャリアの初期において地域移動が大きくなる[12]。このため、医学部の所在地や、臨床研修をどこでおこなうか、その後の専門研修をどこでおこなうかは、

医師の地域分布を考えてゆく上でも重要となってくる。かつての一県一医大構想、また、2004（平成16）年の臨床研修の必修化後、研修医の募集定員が研修希望者を大きく上回る中、研修医が都市部に集中する傾向が続いたことなどを受け、2010（平成22）年度の研修から都道府県別の臨床研修医の募集定員の上限を設定し、2025（令和7）年度には、1.05倍まで縮小させることを目指していること[13]や、新専門医制度において、一部の都道府県の一部の診療科について専攻医募集のシーリングを設けていることも、医師の偏在是正に向けた取り組みとして位置付けられるものである。

5）キャリア形成プログラムについて

　「医師少数区域における医師の確保」と「医師不足地域に派遣される医師の能力開発・向上の機会の確保」の両立は非常に大きな課題である。このため、都道府県は、地域枠等医師に対して、臨床研修を受けている期間を含む一定の期間にわたり、診療領域などに関しあらかじめ定められた条件（コース）に従い、都道府県の区域に所在する医療提供施設において診療に従事する

こととなった。都道府県は、大学や臨床研修・専門研修責任者などとともに、対象医師の地域医療に従事する意識を涵養し、対象医師の意見を聴取した上で、養成課程や研修課程などを支援する計画を検討し、地域医療対策協議会において協議の調った事項に基づき、キャリア形成プログラムを策定するものとされた。また、キャリア形成は早期からのアプローチが重要であることから、「キャリア形成卒前支援プラン」も、地域枠や奨学金貸与学生、自治医科大学学生など、地域医療へ貢献する意思を有する学生の地域医療マインドの涵養を図ることを目的とし、都道府県が地域医療対策協議会に協議のうえ策定することとされている（図8-8）。

　厚生労働省の令和2（2020）年臨床研修修了者アンケートによると[14]、臨床研修終了後に専門研修をおこなう予定の者の診療科は、地域枠では小児科、産婦人科、外科、麻酔科、救急科、総合診療などが全体と比較して高くなっており、診療科偏在にも一定の効果が期待できるものと思われる（図8-9）。

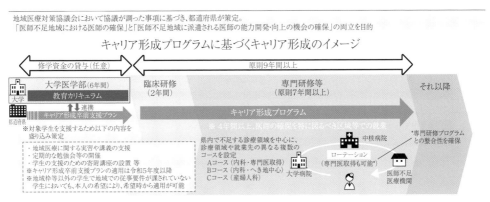

図8-8　キャリア形成プログラムについて

6）今後の課題

　2040（令和22）年を展望した医療提供体制の改革を進めてゆく上では、地域医療構想の実現、医師・医療従事者の働き方改革、実効性のある医師偏在対策を一体で進めてこそ、その効果を最大限に発揮することができる。

　しかしながら、医師の働き方改革については、時間外労働規制の適用の期限が明確に定められていることに対し、地域医療構想は新型コロナという新たな要素が入る中、医療機関間の議論にどうしても時間がかかってしまう。また、医師偏在対策については、2036（令和18）年度を医師偏在是正の目標年とすることが適切である[15]とされており、時間軸が若干異なっている。

　医師の働き方改革は、時間外労働の上限規制だけではなく、タスクシフト、タスクシェア、医療のDX（デジタルトランスフォーメーション）などもセットで行われる必要がある。その中で時間外労働規制のみが先行してしまうと、地域医療を支える医師派遣にも影響が出かねない。2019（令和元）年に行われた医師の勤務医実態調査[16]からは、常勤勤務医の約6割は主たる勤務先以外での勤務を行っており、大学病院に限

れば9割以上が複数の医療機関で勤務を行っている実態が示されている。時間外労働は、常勤先と非常勤先や派遣先の病院で労働時間を通算して計算するため、常勤先の労働時間が長い場合など、派遣の中止や制限が懸念され、そのことが地域医療の維持に重大な影響を与えることが危惧されている。厚生労働省が2022（令和4）年に行った「医師の働き方改革の施行に向けた準備状況調査」[17]によると、常勤医師の派遣を行っている大学病院で約1割の大学病院本院が派遣を中止・削減予定があると回答しているなど、医師の働き方改革が十分に進まないままに、時間外労働規制のみがかかってしまうことへの懸念が高まっている。

④ 専門医制度と地域医療

　ここで2019（令和元）年度から新たにスタートした専門医制度についても触れておきたい。若手医師の専門医志向は強い。2019（令和元）年臨床研修修了者アンケート調査によると、臨床研修終了後に専門研修をおこなう予定であると回答している者は全体で92.5％、地域枠で93.4％といずれ

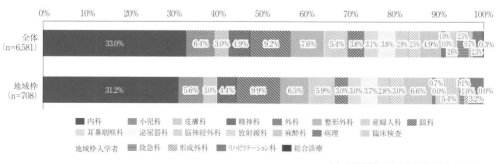

出典：厚生労働省. 平成2年臨床研修修了者アンケート

図8-9　専門研修を行う分野

も高い割合を示している[18]。一方、専門医の取得や維持には、都市部勤務のほうが有利であることが示されており[19]、専門医制度と地域医療の確保が相反するものとならないようにすることが大きな課題として認識されている。

　我が国における医師の専門性に係る評価・認定については、1962（昭和37）年に麻酔科の指導医制度が確立されて以降、各学会が独自の専門医もしくは認定医制度を開始してきた経緯がある。その後、学会専門医が独自の制度で認定・更新を行い、その数は100を超え、国民にとって、名称や診療内容がわかりにくい制度であるという指摘も受けるようになった。また、認定基準が統一されておらず、専門医として有すべき能力について医師と患者との間に捉え方のギャップがあるなど、患者にとってわかりやすい仕組みになっていないのではないかとの指摘もなされるようになった。これを受け、厚生労働省は医師の質の一層の向上及び医師の偏在是正を図ることを目的として、「専門医の在り方に関する検討会」を立ちあげ、2013（平成25）年4月に「専門医の在り方に関する検討会報告書」が取りまとめられることとなった。[20]

　新たな専門医に関する仕組みは、専門医の質を高め、良質な医療が提供されることを目的として構築されるもので、いわゆる「神の手を持つ医師」や「スーパードクター」を意味するものではなく、専門医を「それぞれの診療領域における適切な教育を受けて十分な知識・経験を持ち、患者から信頼される標準的な医療を提供できる医師」と定義するとともに、中立的な第三者機関を設立し、専門医の認定と養成プログラムの評価・認定を統一的におこなう仕組みを構築するとされた。さらに、基本的な診療領域を専門医制度の基本領域とし、基本領域の専門医を取得した上でサブスペシャルティ領域の専門医を取得するような二段階制の仕組みを基本とすべきこととされた。特に、日常的に頻度が高く、幅広い領域の疾病と傷害などについて、我が国の医療提供体制の中で、適切な初期対応と必要に応じた継続医療を全人的に提供することが求められる「総合診療専門医」を設けることとし、「総合診療専門医」を基本領域のひとつとして位置付けることも提言された。

　この提言を受け、2014（平成26）年には一般社団法人日本専門医機構が設立され、厚生労働省社会保障審議会医療部会に「専門医養成の在り方に関する専門委員会」が設立されるなど、新たな専門医の仕組みの導入を、2017（平成29）年度から開始するための準備が進められてきたが、2016（平成28）年になると、地域医療の関係者から、医師偏在の懸念が示されるようになってきた。代表的なものが、日本医師会及び四病院団体協議会から、日本専門医機構及び基本診療領域を担う学会に対して出された要望書「新たな専門医の仕組みへの懸念について」（要望書）[21]、また、この要望に対して要望書と当日に発表された厚生労働大臣の談話[22]である。

　このような状況下で、新専門医制度については、2017（平成29）年度は新プログラムを認定せず、2018（平成30）年度をめどに一斉に開始することになった。また、地域医療との関係については、2018（平成

30）年の医師法の改正により、専門医機構が専門研修プログラムの審査をおこなうに当たっては、あらかじめ厚生労働大臣の意見を聴くこと、さらに、厚生労働大臣はあらかじめ、地域医療対策協議会（専門医制度の都道府県協議会）の協議を踏まえた都道府県知事の意見を聴くことが制度的に位置づけられることになったのである。専門医制度において地域医療の視点が制度的に位置づけられることになったという意味で画期的なことであった。

⑤ おわりに

　本章では、医療政策の動向、特に地域医療との関わりが深い医師養成や医療提供体制を中心に、医師偏在対策・専門医制度・働き方改革の動向について述べた。医療人材に焦点を当てた本白書であるが、多様な場や人がつながってゆくためには、そのための仕組みづくりが重要である。医療従事者数確保、偏在是正、質の向上は医療政策上の重要課題であるが、すべてを同時に達成することは難しい。市場原理のみにゆだねるわけにもゆかないが、規制があまりに強化されることも望ましくない。そのような中、わが国は、医学部定員増、臨床研修制度の見直し、偏在対策を考慮した医師養成施策などを通じ、より良い地域医療提供体制の構築を目指していると考えられる。本章を通じて、各種政策動向の理解が深まれば幸いである。

文献

1 ）World Health Organisation. The World Health Report 2000 Health Systems: Improving Performance. Geneva Switzerland 2000.（https://www.who.int/publications/i/item/924156198X）

2 ）Editorial. Japan: universal health care at 50 years. Lancet. 2011；378（9796）：1049.

3 ）新型コロナウイルス感染症対応に関する有識者会議. 新型コロナウイルス感染症へのこれまでの取組を踏まえた次の感染症危機に向けた中長期的な課題について. 2022年 6 月15日.（https://www.cas.go.jp/jp/seisaku/coronavirus_yushiki/index.html）

4 ）Kobayashi Y, Takaki H. Geographic distribution of physicians in Japan. Lancet 1992；340：1391-1393.

5 ）医療従事者の需給に関する検討会 医師需給分科会.「医療従事者の需給に関する検討会　医師需給分科会第 2 次中間取りまとめ」平成29年12月21日（https://www.mhlw.go.jp/stf/shingi 2 /0000188999.html）

6 ）厚生労働省. 医療提供体制の改革について. 平成31年 4 月24日 第66回社会保障審議会医療部会 資料 1-1.（https://www.mhlw.go.jp/stf/shingi 2 /0000210433_00004.html）

7 ）厚生労働省. 第 8 次医療計画、地域医療構想等について. 令和 4 年 3 月 4 日 第 7 回 第 8 次医療計画等に関する検討会 資料1.（https://www.

第8章

mhlw.go.jp/stf/newpage_24045.html）

8）医師の働き方改革に関する検討会.医師の働き方改革に関する検討会 報告書 平成31年3月28日.（https://www.mhlw.go.jp/stf/newpage_04273.html）

9）医師の働き方改革の推進に関する検討会.医師の働き方改革の推進に関する検討会 中間とりまとめ.令和2年12月22日.（https://www.mhlw.go.jp/stf/newpage_15655.html）

10）小池創一、寺裏寛之、小谷和彦、松本正俊.2000年以降の医師偏在指標の試算について.厚生の指標 in press.

11）寺裏寛之、小谷和彦、野原康弘、小池創一.医師確保計画における医師少数スポットの実態 無医地区との関係の検討.厚生の指標 2021; 68（8）：1-8

12）Ide H, Doi S, Atarashi H, Fujita S, Koike S. The distance and chance of lifetime geographical movement of physicians in Japan: an analysis using the age-period-cohort model. Hum Resour Health 2018；16（1）：26.

13）医療従事者の需給に関する検討会 医師需給分科会.資料1 第4次取りまとめ事項の進捗報告 2019年11月27日 医療従事者の需給に関する検討会 第31回 医師需給分科会（https://www.mhlw.go.jp/stf/shingi2/0000208863_00013.html）

14）厚生労働省.令和2年臨床研修修了者アンケート調査結果概要.（https://www.mhlw.go.jp/stf/seisakunitsuite/

bunya/kenkou_iryou/iryou/rinsyo/index.html）

15）医療従事者の需給に関する検討会 医師需給分科会.医療従事者の需給に関する検討会 医師需給分科会 第4次中間取りまとめ.）平成31年3月29日.（https://www.mhlw.go.jp/stf/shingi2/0000209695_00001.html）

16）厚生労働省.医師の勤務実態について.第9回医師の働き方改革の推進に関する検討会 参考資料3.令和2年9月30日.（https://www.mhlw.go.jp/stf/newpage_13842.html）

17）厚生労働省.医師の働き方改革の施行に向けた準備状況調査 調査結果。令和4年6月2日, 第88回社会保障審議会医療部会 資料1.（https://www.mhlw.go.jp/stf/shingi2/0000210433_00026.html）

18）厚生労働省.平成31年臨床研修修了者アンケート調査結果概要.（https://www.mhlw.go.jp/stf/seisakunitsuite/bunya/kenkou_iryou/iryou/rinsyo/index.html）

19）Koike S, Matsumoto M, Kawaguchi H, Ide H, Atarashi H, Kotani K, Yasunaga H. Board certification and urban-rural migration of physicians in Japan. BMC Health Serv Res 2018；18（1）：615.

20）専門医の在り方に関する検討会.専門医の在り方に関する検討会 報告書.平成25年4月22日.（https://www.mhlw.go.jp/stf/shingi/2r985200000300ju.html）

第8章

21）日本医師会・四病院団体協議会. 新た
　　な専門医の仕組みへの懸念について.
　　2016年 6 月 7 日.（https://www.med.
　　or.jp/dl-med/teireikaiken/20160607.
　　pdf）

22）厚生労働省.「新たな専門医の仕組み
　　への懸念について」（要望書）に対す
　　る厚生労働大臣談話 2016年 6 月 7 日.
　　（https://www.mhlw.go.jp/stf/
　　houdou/0000126581.html）

第8章

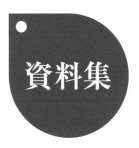

資料集

第1章　総合診療に関わる医師（総合診療医）　関連資料

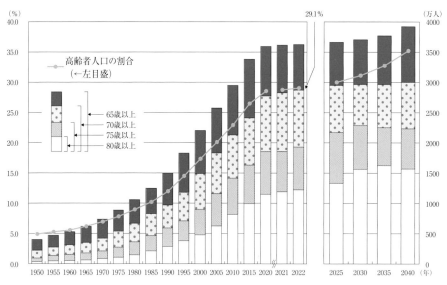

出典：総務省統計局[1]

資料図1-1　高齢者人口及び割合の推移　1950年〜2040年

資料表1-1　高齢者人口及び割合の推移　1950年〜2040年

年次	総人口（万人）	高齢者人口（万人）				総人口に占める割合（%）			
		65歳以上	うち70歳以上	うち75歳以上	うち80歳以上	65歳以上	うち70歳以上	うち75歳以上	うち80歳以上
1950	8320	411	234	106	37	4.9	2.8	1.3	0.4
1955	8928	475	278	139	51	5.3	3.1	1.6	0.6
1960	9342	535	319	163	67	5.7	3.4	1.7	0.7
1965	9827	618	362	187	78	6.3	3.7	1.9	0.8
1970	10372	733	435	221	95	7.1	4.2	2.1	0.9
1975	11194	887	542	284	120	7.9	4.8	2.5	1.1
1980	11706	1065	669	366	162	9.1	5.7	3.1	1.4
1985	12105	1247	828	471	222	10.3	6.8	3.9	1.8
1990	12361	1493	981	599	296	12.1	7.9	4.8	2.4
1995	12557	1828	1187	718	388	14.6	9.5	5.7	3.1
2000	12693	2204	1492	901	486	17.4	11.8	7.1	3.8
2005	12777	2576	1830	1164	636	20.2	14.3	9.1	5.0
2010	12806	2948	2121	1419	820	23.0	16.6	11.1	6.4
2015	12709	3387	2411	1632	997	26.6	19.0	12.8	7.8
2020	12615	3603	2779	1860	1154	28.6	22.0	14.7	9.1
2021	12553	3621	2833	1865	1194	28.8	22.6	14.9	9.5
2022	12471	3627	2872	1937	1235	29.1	23.0	15.5	9.9
2025	*12254*	*3677*	*2961*	*2180*	*1331*	*30.0*	*24.2*	*17.8*	*10.9*
2030	*11913*	*3716*	*2969*	*2288*	*1569*	*31.2*	*24.9*	*19.2*	*13.2*
2035	*11522*	*3782*	*2971*	*2260*	*1629*	*32.8*	*25.8*	*19.6*	*14.1*
2040	*11092*	*3921*	*3013*	*2239*	*1578*	*35.3*	*27.2*	*20.2*	*14.2*

資料：1950年〜2020年は「国勢調査」、2021年及び2022年は「人口推計」
　　　2025年以降は「日本の将来推計人口（平成29年推計）」出生（中位）死亡（中位）推計
　　　（国立社会保障・人口問題研究所）から作成
注1）2021年及び2022年は9月15日現在、その他の年は10月1日現在
注2）国勢調査による人口及び割合は、2015年までは年齢不詳をあん分した結果、2020年は不詳補完結果
注3）1970年までは沖縄県を含まない。

出典：総務省統計局[1]

資料集

① 総合診療部あるいは総合診療科（以下、総合診療部門）の有無：

　（ない・ないがそれに相当する機能を果たす部門がある・ある）

　・ない場合は②に、それ以外の場合は③にお進みください

② 総合診療部門がない場合

　(1) 診療部門を設置する予定の有無：（ある・ない）

　・設置予定がある場合⇒どのような目的（期待する役割）で設置されますか

　・設置予定がない場合⇒

　i) 総合診療部門の必要性を感じますか？：（感じる・感じない・わからない）

　ii)⇒その理由をお聞かせください

③ 総合診療部門がある場合（質問①で3.総合診療部門がある、または2.それに相当する機能を果たす部門がある

　場合）

　(1) 総合診療部門に相当する機能を果たす部門がある場合、どのような名称ですか：

　総合診療部　・　総合診療科　・　総合内科　・　家庭医療科　・地域医療科

　その他（＿＿＿＿＿＿＿＿＿＿＿＿＿＿＿＿＿＿＿＿）

　(2) 総合診療部門（またはそれに相当する部門）はどのような形態ですか。

　　A＝専従スタッフがいる

　　：その正式名称（＿＿＿＿＿＿＿＿＿＿＿＿＿）

　　B＝専従スタッフのいない、"機能"としての総合診療

　　：その正式名称（＿＿＿＿＿＿＿＿＿＿＿＿＿）

　　C＝その他の形態：具体的にどのような形態ですか

　(3)組織について

　i) 当該部門の開設年：（西暦　　　年）

　ii) 設立の目的（＿＿＿＿＿＿＿＿＿＿＿＿＿＿＿＿＿＿＿＿）

　iii) 専従スタッフの構成：役職名と専門分野別人数

　　　役職　　　　　　　人数

　　　（＿＿＿＿＿＿）（＿）人　　（＿＿＿＿＿＿）（＿）人

　　　（＿＿＿＿＿＿）（＿）人　　（＿＿＿＿＿＿）（＿）人

　　　専従スタッフの総合診療以外の専門分野　人数

　　　（＿＿＿＿＿＿）（＿）人　　（＿＿＿＿＿＿）（＿）人

　　　（＿＿＿＿＿＿）（＿）人　　（＿＿＿＿＿＿）（＿）人

　iv) 内科との関係（複数回答可）

　　a. 別々に業務を行っている

　　b. 一部共同して業務を行っている

　　c. 同じ部門として業務を行っている

　　d. 内科から（研修医を除く）医師派遣あり

　　e. その他　＿＿＿＿＿＿＿＿＿＿＿＿＿＿

資料集

　　ⅴ）内科以外の他科との関係（複数回答可）

　　　　a. 医師（研修医を除く）を派遣してもらっている：

　　　　（＿＿＿＿＿＿）科より（＿＿）人、（＿＿＿＿＿＿）科より（＿＿）人

　　　　（＿＿＿＿＿＿）科より（＿＿）人、（＿＿＿＿＿＿）科より（＿＿）人

　　　　b. その他：＿＿＿＿＿＿＿＿＿＿＿＿＿＿＿＿＿＿＿

　　ⅵ）総合診療部門の責任者について

　　・医師としてのキャリア年数：（＿＿＿＿＿年）

　　・責任者の前職（以下のa〜fのうち）

　　　　a. 学内（院内）総合診療部門からの昇進

　　　　b. 学内（院内）他内科からの昇任

　　　　c. 他大学（他院）総合診療部門からの異動　（他大学・他院）

　　　　d. 他大学（他院）総合内科以外の内科からの異動　（他大学・他院）

　　　　e. 他大学（他院）他科　（他大学・他院）

　　　　f. それ以外：（具体的に：＿＿＿＿＿＿＿＿＿＿＿＿＿＿＿＿＿＿＿＿）

　　・専門とする領域（例：総合診療, 膠原病, 救急など）（＿＿＿＿＿＿＿＿＿＿＿＿）

（4）診療について

　ⅰ）固有ベッドの有無：（あり：＿＿＿＿＿＿＿床　・　なし　）

　ⅱ）外来診療の内容（複数回答可）：（ A　・　B　・　C　・　D　・　E　・　F ）

　　A. すべての初診患者を専門科に振り分ける：小児を（含む・含まない）

　　B. 特定の患者（紹介状がある、患者の受診希望科がはっきりしている、など）を除いた初診患者を対象：具体的にどのような患者を対象外にしていますか（＿＿＿＿＿＿＿＿＿＿＿＿＿＿＿＿＿＿＿＿）

　　C. 高度な専門医療を必要とする場合のみ専門科に紹介する

　　D. 再診患者も継続して診る

　　E. 臨床教育の場とする：（卒前・　卒後　・　いずれも）

　　F. その他：＿＿＿＿＿＿＿＿＿＿＿＿＿＿＿＿＿＿＿＿

　ⅲ）他科からの診療依頼の有無：（ あり・なし ）

　　・ある場合⇒　どのような依頼が多いですか（複数回答可）

　　　不明熱・原因不明の疾患精査・複合疾患・社会的精神的問題を抱える患者・狭間領域の疾患

　　　（具体例：＿＿＿＿＿＿＿＿＿＿）・その他（＿＿＿＿＿＿＿＿＿＿＿＿）

　ⅳ）外来診療にあたる医師数（ローテーターの医師も含める）：＿＿＿＿＿人／日

④ 教育について

　ⅰ）卒前教育へのかかわり：（あり・なし）

　　・ある場合⇒　カリキュラム名と対象学年（1〜6年）：

　　　＿＿＿＿＿＿＿＿＿＿＿（＿＿年）、＿＿＿＿＿＿＿＿＿＿＿（＿＿年）

　ⅱ）医学生の総合診療（地域医療）実習の受け入れ：（あり・なし）

　　・ない場合⇒　受け入れの意思：（A　・　B　・　C　・　D）

　　　A. 依頼があれば積極的に受け入れたい

　　　B. 依頼があれば受け入れ可能

　　　C. 条件付きで受け入れる（条件：＿＿＿＿＿＿＿＿＿＿＿＿＿＿）

D. 受け入れ不可　（理由：＿＿＿＿＿＿＿＿＿＿＿＿＿＿＿＿＿）

・ある場合⇒　要望点、問題点があればお書きください

iii)（ア）卒後教育へのかかわり：（あり・なし）

・ある場合⇒　1年間に受け入れるローテーターの人数：（＿＿＿＿人）

（イ）総合診療関連専門研修プログラムとのかかわり：（あり・なし）

　　i)ある場合⇒　プログラム名（複数回答可）：（A・B・C）

　　　A. 総合診療専門医（専攻医受入れ実績：なし・あり）

　　　B. 家庭医療専門医（専攻医受入れ実績：なし・あり）

　　　C. 総合内科専門医（専攻医受入れ実績：なし・あり）

　　ii)ある場合⇒2021年4月時点での専攻医数

　　　A. 総合診療専門研修専攻医　計(　　　)人

　　　B. 家庭医療専門研修専攻医　計(　　　)人

　　　C. 内科専門研修専攻医　　　計(　　　)人

　　iii)初期臨床研修で必修科された外来研修への関わり：（あり・なし）

（ウ）総合診療部門の教育プログラムにはどのようなものがありますか（以下のA～Dのうち、あるものすべてに人数をご記載ください）

　　　A. 初めから総合診療医・家庭医を目指すプログラム（定員＿＿＿人、現状＿＿＿人）

　　　B. サブスペ内科からの方向転換プログラム（定員＿＿＿人、現状＿＿＿人）

　　　C. 内科以外からの方向転換プログラム（定員＿＿＿人、現状＿＿＿人）

　　　D. 医師のセカンドキャリアのため 開業前、地域派遣前、管理者になる前、診療科変更前、50～60歳以上など（定員＿＿＿人、現状＿＿＿人）

　　　E. その他(具体的に：＿＿＿＿＿＿＿＿)（定員＿＿＿人、現状＿＿＿人）

⑤ 業績について

i) 貴施設の総合診療部門には、研究テーマがありますか：（あり・なし）

・ある場合⇒　主な研究テーマ(教育、臨床、研究)をあげてください

ii) 総合診療部門の評価につながる業績はありますか：　（あり・なし）

・ある場合⇒　どのような業績で評価(評価指標)されていますか。

・ない場合⇒　どのような評価システムが必要または妥当だとお考えですか。

⑥ 全般について

i) 貴施設における総合診療部門の役割は何ですか。重要と思う順に挙げてください。

ii) 理想的には、総合診療部門の存在意義はどのような点にあるとお考えですか　　複数選択も可:（総合診療機能・包括的診療・全人的アプローチ・教育価値・基本的な診療能力・複合的疾患・境界領域の疾患群・予防医学・感染症診療）

iii) 総合診療部門の運営の困難さについて忌憚のない御意見をお聞かせください　複数選択可:（キャリアが不透明・専門性が不明瞭・人気がない・ニーズがない・教育が難しい・大 (学) 病院での意義が不明確・診療報酬のインセンティブがない・業績が出にくい）

iv) 貴施設ではどのような総合診療医像を目標に人材を育成していますか

資料図1-2　総合診療に関する現状調査アンケート2021

資料集

総合医（総合診療医）についてのアンケート調査にご協力ください

年齢　（　　　　　　）才　　　性別（　男　・　女　）

① 最初に受診する医療機関を選ぶ際に重要視することを**すべて**選んで□に✓をつけてください。

□混雑ぐあい　□評判、クチコミ　□専門性の高さ　□多くの科がある　□一度に複数の病気をみてくれる　□原因が分からない場合にまずみてくれる　□通院のしやすさ（交通の便など）　□診療時間の都合がよい（土曜日、夜間診療など）　□適切な医療機関や科を紹介してくれる　□その他(具体的に：　　　　　　　　　　　　　　　　　)

総合医（総合診療医）とは、特定の臓器や疾患に限定せず、よくある病気を幅広く診ることのできる医師です。病気の原因を調べる（診断をつける）、複数の疾患を抱える人をまとめて診る、その人の健康（生活習慣病や病気の予防）を一括管理する、必要に応じて専門家に紹介したり連携したりしながら、様々な診療を担うことを得意としています。また、ここでは、循環器科、呼吸器科、耳鼻科、小児科など、特定の領域を標榜する医師を領域別専門医と呼ぶこととします。

---

② 総合医（総合診療医）を知っていますか？□に✓をつけてください。

□ 知っている　□ 聞いたことはあるがよく知らない　□ 知らない

③ 2か月前から、たまに胸が痛い。もしあなたなら、最初にどのような医師を受診しますか？

□ 呼吸器科医　□ 循環器科医　□ 整形外科医　□ 内科医　□ 総合医

□ その他(具体的に：　　　　　　　　　　　　　　　　　　)

④ 1か月前から、咳（せき）が続く。癌（がん）かも知れないと気になった。もしあなたなら、最初にどのような医師を受診しますか？

□ 呼吸器科医　□ がん専門医　□ 外科医　□ 内科医　□ 総合医

□ その他(具体的に：　　　　　　　　　　　　　　　)

⑤ 7歳の子どもが昨夜から発熱している。もしあなたの子（または孫）なら、最初にどのような医師に連れていきますか？

□ 総合医　□ 内科医　□ 小児科医　□ 救急病院の医師　□ その他(具体的に：　　　　　　　　　　　　)

⑥ 複数の病気を持つ場合（例：高血圧、糖尿病と、ひざの痛み）、別々の領域別専門医（例：内科医と整形外科医）と、1人の総合医と、どちらに通うのがよいですか？

□1人の総合医　□できれば1人の総合医　□できれば別々の専門医　□別々の専門医　□ どちらでもよい

⑦ あなたや家族が、比較的落ち着いた状態にある下記の病気で、お近くに総合医がいる場合、総合医と領域別専門医のどちらにかかりたいと思いますか？

	総合医	どちらかと いえば総合医	どちらかと いえば専門医	専門医
心臓病・不整脈	☐	☐	☐	☐
脳卒中(安定した後)	☐	☐	☐	☐
ぜん息・COPD(喫煙による慢性肺疾患)	☐	☐	☐	☐
目、耳、はなの病気	☐	☐	☐	☐
子どもの病気	☐	☐	☐	☐
生活習慣病(高血圧,糖尿病,高脂血症)	☐	☐	☐	☐
肩・腰・ひざの痛み	☐	☐	☐	☐
高齢者の病気(治療、介護や看取り)	☐	☐	☐	☐
皮ふ、ひ尿器の病気	☐	☐	☐	☐
不眠や気分の落ち込み	☐	☐	☐	☐
何科を受診すればいいかわからない時	☐	☐	☐	☐

⑧ 総合医（総合診療医）に期待することを**すべて**選んで☐に✓をつけてください。

☐適時、適切な診断　☐困ったときにまず診てくれる　☐適切な専門家へ紹介してくれる　☐複数の病気をまとめて診てくれる　☐不安や心配を気軽に相談できる　☐自分を良く知る"主治医"になってもらう　☐家族のことも一緒に診てもらう　☐親身な対応　☐健康に関するアドバイス　☐病気の予防や健康教室　☐その他（具体的に:　　　　　）

資料図1-3　総合診療医についてのアンケート調査

資料集

第 2 章　へき地医療に従事する医師　関連資料

【計画年度】　　　　　　　　　【主な内容】新規事項を記載
(へき地保健医療計画)
・第1次計画(昭和31年度〜昭和37年度)　へき地診療所の整備
・第2次計画(昭和38年度〜昭和42年度)　患者輸送車、巡回診療車等の整備
・第3次計画(昭和43年度〜昭和49年度)　へき地担当病院医師派遣事業(S60年度終了、へき地勤務医師等確保修学資金(H2年度終了)
・第4次計画(昭和50年度〜昭和54年度)　へき地保健指導所の整備・運営、へき地中核病院(H15〜へき地医療拠点病院)の整備・運営
・第5次計画(昭和55年度〜昭和60年度)　医療情報システムの導入(へき地診療所診療支援システム)
・第6次計画(昭和61年度〜平成2年度)　へき地診療所の設備整備、研修機能の強化(へき地診療所の医師等の医療技術の向上)
・第7次計画(平成3年度〜平成7年度)　へき地勤務医師等確保事業(ローテイト計画)、へき地医療担当指導医の養成・育成
・第8次計画(平成8年度〜平成12年度)　へき地医療支援病院(H15〜へき地医療拠点病院)の運営、へき地診療所の運営(訪問看護への加算措置)
・第9次計画(平成13年度〜平成17年度)　へき地医療支援機構の設置、へき地医療拠点病院群の整備・運営
・第10次計画(平成18年度〜平成22年度)　へき地医療支援機構の機能強化(非常勤医師配置)、へき地医療情報システムにおける相談体制の整備
・第11次計画(平成23年度〜平成29年度)　へき地医療支援機構の機能強化(キャリアパス育成機能、ドクタープール機能)、「全国へき地医療支援機構等連絡会議」の設置
※第10次計画より都道府県ごとにへき地保健医療計画を作成。
(医療計画)
・第7次計画(平成30年度〜令和6年度)　医療計画と一体化、へき地医療拠点病院の活動目標を提示(へき地における巡回診療、へき地への医師派遣、代診医派遣の実績が年間12回(月1回)以上)

出典：厚生労働省[1]

資料図2-1　へき地医療計画の沿革

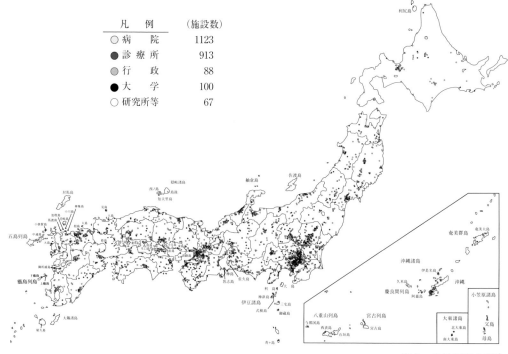

凡　　例	(施設数)
○ 病　院	1123
● 診療所	913
◐ 行　政	88
● 大　学	100
○ 研究所等	67

出典：自治医科大学[2]

資料図2-2　自治医科大学卒業医師の勤務先の全国分布

資料集

第4章　地域医療を担う公衆衛生行政の関係者　関連資料

【和訳】全国保健所長会ホームページより（http://www.phcd.jp/04/about.html）
公衆衛生とは、生活環境衛生の整備、感染症の予防、個人衛生に関する衛生教育、疾病の早期診断と治療のための医療・看護サービスの組織化、および地域のすべての人々に健康保持に必要な生活水準を保証する社会機構の整備を目的とした地域社会の組織的努力を通じて、疾病を予防し、寿命を延ばし、身体的・精神的健康と能率の増進を図る科学であり技術である。

【原文（英語）】
Public Health is the science and the art of preventing disease, prolonging life, and promoting physical health and efficiency through organized community efforts for the sanitation of the environment, the control of community infections, the education of the individual in principles of personal hygiene, the organization of medical and nursing service for the early diagnosis and preventive treatment of disease, and the development of the social machinery which will ensure to every individual in the community a standard of living adequate for the maintenance of health; organizing these benefits in such fashion as to enable every citizen to realize his birthright of health and longevity.

【出典】
1) Winslow CE. THE UNTILLED FIELDS OF PUBLIC HEALTH. Science. 1920 Jan 9:51(1306):23-33. doi: 10.1126/science.51.1306.23.
2) Grant R. A bridge between public health and primary care. Am J Public Health. 2012 Jun;102 Suppl 3(Suppl 3):S304. doi: 10.2105/AJPH.2012.300825.

資料図4-1　C-E.A. Winslow による公衆衛生の定義（米国：1920（大正20）年）

特定の個人を対象とする保障

① 社会保険（対象：社会的リスク）
人々が集まって集団（保険集団）をつくり、あらかじめお金（保険料）を出し合って、保険事故（社会的リスク）に遭った人に必要なお金やサービスを支給する制度。財源は保険料。

社会的リスク	病気・ケガ	長生き	失業	就労中の事故	要介護状態
社会保険	医療保険	年金保険	雇用保険	労災保険	介護保険

② 社会福祉（対象：社会的弱者）
子ども、障害者、母子（父子）家庭、虐待を受けた人など、社会的弱者と認められた人に対してお金やサービスを支給し、生活の安定や自己実現を支援する制度。財産喪失・自活困難者も社会的弱者に含まれる（生活保護）。社会的弱者の定義は社会福祉六法に規定されている。財源は公費。

社会的弱者	子供	身体障害者	知的障害者	老人	片親	生活保護
法規（社会福祉六法）	児童福祉法	身体障害者福祉法	知的障害者福祉法	老人福祉法	母子・父子・寡婦福祉法	生活保護法

特定の個人ではなく国民全体（社会）を対象とする保障

③ 公衆衛生（対象：国民全体[社会]）
国民全体の「生命を衛る」「生活を衛る」「生きる権利（人権）を衛る」ための社会基盤を支える制度。

資料図4-2　我が国の社会保障制度（社会保険・社会福祉・公衆衛生の概要）

資料集

資料表4-1　日本国憲法および「公衆衛生」を含む各種の法律

<table>
<tr><td>
日本国憲法　第25条
第1項　すべて国民は、健康で文化的な最低限度の生活を営む権利を有する。
第2項　国は、すべての生活部面について、社会福祉、社会保障及び<u>公衆衛生</u>の向上及び増進に努めなければならない。
</td></tr>
<tr><td>
医師法　第1章　第1条
　医師は、医療及び保健指導を掌ることによつて<u>公衆衛生</u>の向上及び増進に寄与し、もつて国民の健康な生活を確保するものとする。
</td></tr>
<tr><td>
保健師助産師看護師法　第1章　第1条
　この法律は、保健師、助産師及び看護師の資質を向上し、もつて医療及び<u>公衆衛生</u>の普及向上を図ることを目的とする。
</td></tr>
<tr><td>
歯科医師法　第1章　第1条
　歯科医師は、歯科医療及び保健指導を掌ることによつて、<u>公衆衛生</u>の向上及び増進に寄与し、もつて国民の健康な生活を確保するものとする。
</td></tr>
<tr><td>
薬剤師法　第1章　第1条
　薬剤師は、調剤、医薬品の供給その他薬事衛生をつかさどることによつて、<u>公衆衛生</u>の向上及び増進に寄与し、もつて国民の健康な生活を確保するものとする。
</td></tr>
<tr><td>
獣医師法　第1章　第1条
　獣医師は、飼育動物に関する診療及び保健衛生の指導その他の獣医事をつかさどることによつて、動物に関する保健衛生の向上及び畜産業の発達を図り、あわせて<u>公衆衛生</u>の向上に寄与するものとする。
</td></tr>
</table>

<table>
<tr><td>
その他参考資料

1. 厚生労働省．地域における健康危機管理について　地域健康危機管理ガイドライン　2001（平成13）年3月．(https://www.mhlw.go.jp/general/seido/kousei/kenkou/guideline/)

2. 厚生労働省．地域医療構想について．(https://www.mhlw.go.jp/stf/seisakunitsuite/bunya/0000080850.html)

3. 厚生労働省．医師・歯科医師・薬剤師統計．(https://www.mhlw.go.jp/toukei/list/33-20.html)

4. 地域保健総合推進事業　全国保健所長会協力事業　公衆衛生医師の確保と育成に関する調査及び実践事業報告書．(http://www.phcd.jp/)

5. 厚生労働省．令和2年度地域保健・健康増進事業報告の概況．(https://www.mhlw.go.jp/toukei/saikin/hw/c-hoken/20/index.html)

6. 総務省．デジタル時代の地方自治のあり方に関する研究会．(https://www.soumu.go.jp/main_sosiki/kenkyu/digitalage_chihojichitai/index.html)

7. 厚生労働省．令和2年度地域保健・健康増進事業報告の概況．(https://www.mhlw.go.jp/toukei/saikin/hw/c-hoken/20/index.html)

8. 厚生労働省．自治体における公衆衛生医師の確保・育成ガイドライン．(https://www.mhlw.go.jp/stf/seisakunitsuite/bunya/koushuu-eisei-ishi/ikguideline.html)

9. 一般財団法人日本公衆衛生協会．IHEAT事業概要．(http://www.jpha.or.jp/sub/menu042.html)
</td></tr>
</table>

第5章　地域医療に携わる看護職と特定行為に係る看護師の研修制度

資料表5-1　新たな認定看護分野一覧（19分野：2020年度から教育開始）

分野名	知識と技術（一部）
感染管理	・ 医療関連感染の予防・管理システムの構築 ・ 医療管理感染の予防・管理に関する科学的根拠の評価とケア改善 ・ 医療関連感染サーベイランスの立案・実施・評価 ・ 身体的所見から病態を判断し、感染兆候がある者に対する薬剤の臨時投与ができる知識・技術
がん放射線療法看護	・ 放射線治療を受ける対象の身体的・心理的・社会的アセスメント ・ 再現性確保のための支援 ・ 急性期及び晩期有害事象に対する症状マネジメントとセルフケア支援 ・ 医療被曝を最小限にするための放射線防護策、安全管理技術
がん薬物療法看護	・ がん薬物療法の適正な投与管理とリスクマネジメント、暴露対策 ・ がん薬物療法に伴う症状緩和 ・ 自宅での治療管理や有害事象に対応するための個別的な患者教育 ・ 患者・家族の意思決定支援と療養生活支援
緩和ケア	・ 痛みやその他の身体的・心理社会的・スピリチュアルな問題のアセスメント ・ 全人的問題を緩和し、QOLを向上するための症状マネジメント ・ 家族の喪失や悲嘆への対応
クリティカルケア	・ 急性かつ重篤な患者の重篤化回避と合併症予防に向けた全身管理 ・ 安全・安楽に配慮した早期回復支援 ・ 身体所見から病態を判断し、侵襲的陽圧換気・非侵襲的陽圧換気の設定の変更、人工呼吸管理がなされている者に対する鎮静薬の投与量の調整、人工呼吸器からの離脱ができる知識・技術 ・ 身体所見から病態を判断し、持続点滴中の薬剤（カテコラミン、ナトリウム、カリウム又はクロール、降圧剤、糖質輸液又は電解質輸液、利尿剤）の投与量の調整を安全・確実にできる知識・技術
呼吸器疾患看護	・ 呼吸症状のモニタリングと評価、重症化予防 ・ 療養生活行動支援及び地域へつなぐための生活調整 ・ 症状緩和のためのマネジメント ・ 身体所見を病態判断し、侵襲的陽圧換気・非侵襲的陽圧換気の設定の変更、人工呼吸管理がなされている者に対する鎮静薬の投与量の調整、人工呼吸器からの離脱ができる知識・技術
在宅ケア	・ 生活の場におけるQOLの維持・向上とセルフケア支援・対象を取り巻くケアシステムの課題に対する解決策の提案 ・ 生活に焦点をあてた在宅療養移行支援及び多職種との調整・協働 ・ 意思決定支援とQOLを高めるエンド・オブ・ライフケア ・ 身体所見から病態を判断し、気管カニューレの交換が安全にできる知識・技術 ・ 身体所見から病態を判断し、胃ろうカテーテル若しくは腸ろうカテーテル又は胃ろうボタンの交換が安全にできる知識・技術 ・ 身体所見から病態を判断し、褥瘡又は慢性創傷の治療における血流のない壊死組織の除去が安全にできる知識・技術
手術看護	・ 手術侵襲及びそれによって引き起こされる苦痛を最小限に留めるためのケア・手術中の患者の急変及び緊急事態への迅速な対応 ・ 患者及び家族の権利擁護と意思決定支援 ・ 身体所見から病態を判断し、経口用気管チューブ又は経鼻用気管チューブの位置の調整ができる知識・技術 ・ 身体所見から病態を判断し、侵襲的陽圧換気の設定の変更、人工呼吸器からの離脱ができる知識・技術 ・ 身体所見から病態を判断し、直接動脈穿刺法による採血、橈骨動脈ラインの確保ができる知識・技術 ・ 身体所見から病態を判断し、硬膜外カテーテルによる鎮痛剤の投与及び投与量の調整ができる知識・技術 ・ 身体所見から病態を判断し、持続点滴中の糖質輸液又は電解質輸液の投与量の調整ができる知識・技術

資料集

小児プライマリケア	<ul><li>重篤な状態にある児もしくは医療的ケア児に対する重症化予防</li><li>外来及び地域等のプライマリケアの場におけるトリアージ</li><li>家族の家庭看護力・育児力向上に向けたホームケア指導</li><li>不適切な養育または虐待の予防、早期発見と、子どもの事故防止</li><li>身体所見及び気管カニューレの状態を病態判断し、気管カニューレの交換が行える知識・技術</li></ul>
新生児集中ケア	<ul><li>ハイリスク新生児の急性期の全身管理</li><li>障害なき成育のための個別ケア</li><li>ハイリスク新生児と親への家族形成支援</li><li>不適切な養育または虐待のハイリスク状態の予測と予防</li><li>身体所見及び気管カニューレの状態を病態判断し、気管カニューレの交換が行える知識・技術</li></ul>
心不全看護	<ul><li>心不全症状のモニタリングと評価、重症化予防</li><li>療養生活行動支援及び地域へつなぐための生活調整</li><li>症状緩和のためのマネジメント</li><li>身体所見から病態を判断し、持続点滴中の薬剤(カテコラミン、ナトリウム、カリウム又はクロール、降圧剤、糖質輸液又は電解 質輸液、利尿剤)の投与量の調整を安全・確実にできる知識・技術</li></ul>
腎不全看護	<ul><li>疾病の進展予防、合併症の早期発見と症状マネジメント、セルフケア支援</li><li>腎代替療法の選択・変更・中止にかかわる自己決定に向けた支援</li><li>透析療法における至適透析の実現に向けた支援</li><li>急性血液浄化療法における血液透析器又は血液透析濾過器の操作及び管理を安全・確実にできる知識・技術</li></ul>
生殖看護	<ul><li>性と生殖の機能、その障害とリスク因子に関する知識に基づく妊孕性の評価</li><li>性と生殖の健康課題に対する、多様な選択における意思決定支援</li><li>患者・家族の検査期・治療期・終結期の安全・安楽・納得を守る看護実践とケア調整</li><li>妊孕性温存及び受胎調節に関する指導</li></ul>
摂食嚥下障害看護	<ul><li>摂食嚥下機能とその障害の評価</li><li>摂食嚥下機能の評価結果に基づく適切な援助・訓練方法の選択</li><li>誤嚥性肺炎、窒息、栄養低下、脱水の増悪防止に向けたリスク管理</li></ul>
糖尿病看護	<ul><li>血糖パターンマネジメント</li><li>病期に応じた透析予防、療養生活支援予防的フットケア</li><li>身体所見から病態を判断し、インスリンの投与量の調整ができる知識・技術</li></ul>
乳がん看護	<ul><li>術後合併症予防及び緩和のための周手術期ケアと意思決定支援</li><li>ライフサイクルの課題を踏まえた、治療に伴う女性性と家族支援</li><li>乳房自己検診、リンパ浮腫等の乳がん治療関連合併症の予防・管理</li><li>身体所見から病態を判断し、創部ドレーンの抜去ができる知識・技術</li></ul>
認知症看護	<ul><li>認知症の症状マネジメント及び生活・療養環境の調整</li><li>認知症の病期に応じたコミュニケーション手段の提案と意思決定支援</li><li>家族への心理的・社会的支援</li><li>身体所見から病態を判断し、抗けいれん剤、抗精神病薬及び抗不安薬の臨時の投与ができる知識・技術</li></ul>
脳卒中看護	<ul><li>重篤化回避のためのモニタリングとケア</li><li>早期離床と生活の再構築に向けた支援</li><li>在宅での生活を視野に入れたケアマネジメントと意思決定支援</li><li>身体所見から病態を判断し、抗けいれん剤、抗精神病薬及び抗不安薬の臨時の投与ができる知識・技術</li></ul>
皮膚・排泄ケア	<ul><li>褥瘡のトータルマネジメント</li><li>管理困難なストーマや皮膚障害を伴うストーマケア</li><li>専門的な排泄管理とスキンケア</li><li>脆弱皮膚を有する個人・リスクがある個人の専門的なスキンケア</li><li>地域包括ケアシステムを視野に入れた同行訪問実施とマネジメント</li><li>身体所見から病態を判断し、褥瘡又は慢性創傷の治療における血流のない壊死組織の除去及び創傷に対する陰圧閉鎖療法ができる知識・技術</li></ul>

出典：日本看護協会[1]

資料集

資料表5-2　都道府県別認定看護師（A課程）登録者数

2022年4月27日 現在

分野名	救急看護	皮膚・排泄ケア	集中ケア	緩和ケア	がん化学療法看護	がん性疼痛看護	訪問看護	感染管理	糖尿病看護	不妊症看護	新生児集中ケア	透析看護	手術看護	乳がん看護	摂食・嚥下障害看護	小児救急看護	認知症看護	脳卒中リハビリテーション看護	がん放射線療法看護	慢性呼吸器疾患看護	慢性心不全看護	都道府県別合計
北海道	34	148	39	141	100	22	11	178	26	5	23	13	33	15	31	8	135	31	19	6	11	1029
青森県	25	23	5	31	28	2	3	27	6	1	3	1	5	3	2	0	11	9	2	0	4	191
岩手県	14	15	5	51	16	5	2	26	4	0	4	4	7	5	7	0	13	5	3	2	2	190
宮城県	20	58	16	39	31	12	4	51	13	5	10	2	8	7	18	4	18	9	4	6	4	339
秋田県	7	26	8	32	11	4	6	34	3	0	3	2	5	3	5	1	38	4	2	2	3	199
山形県	10	21	8	20	17	5	2	24	8	3	4	2	4	4	9	0	19	5	7	3	3	180
福島県	13	26	7	29	21	9	5	30	5	2	5	3	3	5	16	1	30	5	3	3	7	228
茨城県	14	34	18	43	25	7	12	40	12	2	5	7	9	10	41	6	22	13	10	9	5	344
栃木県	9	23	10	27	19	9	4	25	7	1	6	3	11	8	13	5	41	10	4	6	6	247
群馬県	16	30	21	12	27	5	9	40	12	2	8	3	11	6	29	3	76	12	3	5	4	364
埼玉県	26	73	37	108	42	23	20	83	32	6	19	13	33	15	30	14	55	35	9	11	15	699
千葉県	39	83	39	92	64	29	33	108	29	4	17	15	29	25	44	18	56	24	21	11	12	794
東京都	124	239	158	250	172	75	121	273	97	37	55	46	78	41	103	44	183	73	31	34	58	2292
神奈川県	86	121	120	211	79	80	49	166	48	16	37	21	41	25	56	25	102	44	12	10	41	1390
新潟県	14	41	15	57	18	13	6	47	13	2	7	5	11	5	13	5	27	4	4	3	3	322
富山県	8	19	8	55	13	6	5	44	11	2	5	5	8	9	37	2	33	7	3	6	8	294
石川県	10	24	10	25	22	12	5	57	9	1	3	2	10	4	19	2	46	5	5	12	5	288
福井県	12	16	6	13	9	11	6	24	4	1	3	7	14	5	10	2	20	10	1	19	5	203
山梨県	3	16	5	64	9	5	2	23	7	2	3	2	5	0	6	6	66	4	4	4	2	238
長野県	19	47	17	54	30	14	16	71	18	3	6	3	9	5	12	7	74	14	6	10	6	441
岐阜県	16	33	19	26	30	16	13	52	16	0	6	7	11	4	23	5	32	13	6	7	11	346
静岡県	31	63	26	64	40	20	21	72	10	4	7	10	17	10	25	3	53	31	13	6	11	537
愛知県	72	102	58	68	96	91	85	132	42	9	28	16	34	20	117	16	90	58	20	16	16	1196
三重県	10	29	12	19	21	13	8	52	9	4	6	4	8	2	12	3	59	10	3	1	6	291
滋賀県	19	33	10	20	17	8	14	38	15	3	4	5	7	3	15	3	27	6	6	7	7	267
京都府	35	59	21	47	39	16	20	51	15	1	12	4	20	4	28	3	34	15	9	13	10	456
大阪府	135	141	83	141	105	78	38	159	48	17	23	10	62	24	58	14	102	64	34	20	35	1391
兵庫県	59	95	48	78	61	26	40	101	31	6	17	10	50	17	35	10	77	35	15	8	32	851
奈良県	12	22	4	25	16	8	10	18	7	3	4	3	9	3	11	1	22	8	5	2	4	197
和歌山県	22	17	8	11	12	7	4	25	3	1	4	1	6	3	11	0	17	4	3	1	2	162
鳥取県	8	12	4	12	20	2	1	17	9	2	2	4	1	5	7	4	17	4	3	3	0	135
島根県	6	12	7	28	15	2	3	20	5	4	2	0	5	5	12	0	32	4	4	2	6	174
岡山県	17	39	12	23	19	11	4	35	32	2	8	3	8	5	17	2	25	11	5	3	7	288
広島県	21	53	29	75	39	15	6	69	16	1	10	11	16	5	65	9	45	15	11	5	16	532
山口県	14	22	17	27	25	9	4	62	11	1	6	3	8	2	18	0	17	7	3	3	5	264
徳島県	11	11	6	11	10	5	3	20	25	0	2	1	6	2	11	3	12	6	2	3	3	153
香川県	14	24	7	20	14	6	3	34	10	1	5	4	8	3	13	2	27	6	3	4	2	188
愛媛県	18	26	6	33	24	5	1	38	11	1	4	3	7	6	15	6	31	6	3	4	4	225
高知県	8	10	9	7	10	2	3	15	4	2	4	1	2	2	6	1	17	3	3	2	1	106
福岡県	68	135	41	139	98	17	9	159	57	6	13	10	24	14	29	8	39	37	28	11	15	957
佐賀県	7	19	8	16	13	2	3	23	3	0	2	1	6	5	6	2	4	6	2	3	3	127
長崎県	17	23	10	44	28	6	3	26	14	1	5	6	6	4	8	2	18	9	7	2	6	245
熊本県	24	28	9	50	27	10	3	56	12	1	2	4	7	5	13	2	33	23	7	6	9	331
大分県	11	16	7	27	23	6	11	37	10	2	5	2	8	4	11	0	18	9	5	2	2	215
宮崎県	16	14	7	16	12	3	2	43	9	1	6	0	4	3	5	1	5	6	1	0	6	160
鹿児島県	17	28	12	53	37	8	5	57	7	0	4	6	6	3	16	0	16	14	7	2	2	297
沖縄県	18	30	17	54	17	5	3	65	10	2	5	3	7	2	12	0	15	8	8	6	7	294
（海外）	1	0	0	1	0	0	0	1	0	0	0	0	0	0	0	0	1	0	0	0	0	5
合計	1212	2179	1049	2518	1621	745	643	2849	805	170	423	281	689	365	1073	249	1911	749	370	308	451	20660

日本看護協会認定部

資料表5-3　都道府県別認定看護師（B課程）登録者数

2022年4月27日 現在

分野名	感染管理	がん放射線療法看護	がん薬物療法看護	緩和ケア	クリティカルケア	呼吸器疾患看護	在宅ケア	手術看護	小児プライマリケア	新生児集中ケア	心不全看護	腎不全看護	生殖看護	摂食嚥下障害看護	糖尿病看護	乳がん看護	認知症看護	脳卒中看護	皮膚・排泄ケア	都道府県別合計
北海道	3	0	3	2	13	0	0	0	0	0	0	0	0	0	4	1	0	0	16	42
青森県	0	0	0	0	2	0	0	0	0	0	0	0	0	0	2	0	2	0	4	10
岩手県	0	0	0	1	5	0	0	0	1	1	0	0	0	0	1	1	1	0	16	27
宮城県	1	0	0	0	2	0	2	0	0	0	0	0	0	0	1	0	2	0	8	16
秋田県	0	0	0	2	1	0	0	0	0	0	0	0	0	0	0	0	0	0	2	5
山形県	0	1	2	0	0	0	0	0	0	0	0	0	0	0	1	0	0	1	6	18
福島県	0	0	1	2	5	0	2	2	0	0	0	0	0	0	4	0	1	1	12	33
茨城県	4	0	1	4	5	0	1	0	0	0	0	0	0	1	0	2	1	0	11	30
栃木県	4	0	1	1	5	0	1	0	0	0	0	0	0	0	1	0	1	0	4	10
群馬県	1	0	1	1	0	0	0	0	0	0	0	0	0	0	2	0	0	1	4	10
埼玉県	7	0	3	2	11	1	0	0	0	0	0	0	0	1	5	1	5	1	17	58
千葉県	3	0	2	2	9	1	0	0	0	0	0	1	0	1	3	10	1	3	21	55
東京都	22	0	4	3	42	1	3	0	0	2	0	1	0	1	19	0	11	3	59	177
神奈川県	6	0	3	10	32	0	0	1	2	0	0	0	0	0	3	0	1	0	34	101
新潟県	2	0	0	0	0	0	0	0	0	0	0	0	0	0	2	0	1	0	5	14
富山県	2	0	3	0	2	1	0	1	0	0	0	0	0	0	2	0	1	0	4	26
石川県	2	0	1	1	5	0	0	0	1	0	0	0	0	0	3	1	2	3	2	21
福井県	2	0	0	1	0	0	1	0	0	0	0	0	0	0	2	0	2	0	3	14
山梨県	0	0	0	1	2	0	0	0	0	0	0	0	0	0	0	0	0	0	4	4
長野県	2	0	0	1	1	0	1	0	0	0	0	0	0	0	2	0	2	0	8	23
岐阜県	0	0	0	2	5	0	1	1	0	0	0	0	0	0	3	0	0	0	7	24
静岡県	2	2	5	1	3	9	1	1	1	0	0	0	0	0	3	3	2	1	11	45
愛知県	5	1	5	2	10	4	2	3	1	0	0	0	4	5	6	4	2	2	16	67
三重県	0	0	0	0	0	0	0	0	0	0	0	0	0	0	0	0	0	0	0	13
滋賀県	3	0	1	0	4	0	0	0	0	0	0	0	0	0	1	1	1	0	7	20
京都府	0	0	0	4	11	0	0	0	0	0	0	0	0	0	5	1	7	1	39	39
大阪府	25	1	11	6	38	4	2	2	0	1	4	0	0	3	6	1	8	2	41	155
兵庫県	7	1	9	4	8	1	2	2	0	0	0	0	0	1	5	1	2	1	17	61
奈良県	0	0	4	0	7	1	0	2	1	0	0	0	0	0	2	0	0	0	11	27
和歌山県	0	0	1	0	1	0	0	0	0	0	0	0	0	0	1	0	1	3	13	13
鳥取県	0	0	1	1	6	0	0	0	0	0	0	0	0	0	3	0	0	3	18	18
島根県	0	0	0	0	6	0	1	0	0	0	0	0	0	0	0	0	0	5	15	15
岡山県	0	0	1	2	9	1	0	2	0	0	0	0	0	0	2	0	0	0	6	22
広島県	8	0	0	1	9	0	0	0	0	0	0	0	0	0	1	0	1	0	9	37
山口県	0	0	0	1	9	0	0	0	0	0	0	0	0	0	0	0	0	0	0	20
徳島県	2	0	0	0	0	0	0	0	0	0	0	0	0	0	5	0	0	0	12	12
香川県	0	0	0	0	0	0	0	0	0	0	0	0	0	0	0	0	0	0	0	6
愛媛県	1	0	0	1	0	0	0	0	0	0	0	0	0	0	2	0	0	0	13	13
高知県	0	0	0	0	0	0	0	0	0	0	0	0	0	0	0	0	0	0	0	0
福岡県	2	0	3	0	21	2	2	1	0	0	0	0	0	0	5	0	2	0	48	48
佐賀県	1	0	0	3	4	0	0	0	0	0	0	0	0	0	2	0	0	0	13	13
長崎県	3	0	0	1	8	2	0	0	0	0	0	0	0	0	4	0	0	0	20	20
熊本県	0	0	0	1	0	0	0	0	0	0	0	0	0	0	1	0	0	0	6	17
大分県	0	0	0	0	1	0	0	0	0	0	0	0	0	0	0	0	0	0	0	6
宮崎県	0	0	1	0	0	0	0	0	0	0	0	0	0	0	0	0	0	0	0	0
鹿児島県	2	0	1	1	0	0	1	0	0	0	0	0	0	0	0	0	0	0	6	22
沖縄県	2	0	0	0	0	0	0	0	0	0	0	0	0	0	1	0	0	3	3	14
（海外）	0	0	0	0	0	0	0	0	0	0	0	0	0	0	0	0	0	0	0	0
合計	145	12	74	65	359	38	23	25	4	2	34	10	1	36	127	11	79	22	428	1495

日本看護協会認定部

資料集

資料表5-4　専門看護分野一覧

分野名	分野の特徴
がん看護	がん患者の身体的・精神的な苦痛を理解し、患者やその家族に対してQOL（生活の質）の視点に立った水準の高い看護を提供する。
精神看護	精神疾患患者に対して水準の高い看護を提供する。また、一般病院でも心のケアを行う「リエゾン精神看護」の役割を提供する。
地域看護	産業保健、学校保健、保健行政、在宅ケアのいずれかの領域において水準の高い看護を提供し、地域の保健医療福祉の発展に貢献する。
老人看護	高齢者が入院・入所・利用する施設において、認知症や嚥下障害などをはじめとする複雑な健康問題を持つ高齢者のQOLを向上させるために水準の高い看護を提供する。
小児看護	子どもたちが健やかに成長・発達していけるように療養生活を支援し、他の医療スタッフと連携して水準の高い看護を提供する。
母性看護	周産期の母子および家族への支援、女性のライフサイクル全般にわたる健康への援助等、水準の高い看護ケアを提供する。
慢性疾患看護	生活習慣病の予防や、慢性的な心身の不調とともに生きる人々に対する慢性疾患の管理、健康増進、療養支援などに関する水準の高い看護を行う。
急性・重症患者看護	緊急度や重症度の高い患者に対して集中的な看護を提供し、患者本人とその家族の支援、医療スタッフ間の調整などを行い、最善の医療が提供されるよう支援する。
感染症看護	施設や地域における個人や集団の感染予防と発生時の適切な対策に従事するとともに感染症の患者に対して水準の高い看護を提供する。
家族支援	患者の回復を促進するために家族を支援する。患者を含む家族本来のセルフケア機能を高め、主体的に問題解決できるよう身体的、精神的、社会的に支援し、水準の高い看護を提供する。
在宅看護	在宅で療養する対象者及びその家族が、個々の生活の場で日常生活を送りながら在宅療養を続けることを支援する。また、在宅看護における新たなケアシステムの構築や既存のケアサービスの連携促進を図り、水準の高い看護を提供する。
遺伝看護	対象者の遺伝的な課題を見極め、診断・予防・治療に伴う意思決定支援とQOL向上を目指した生涯にわたる療養生活支援を行い、世代を超えて必要な医療・ケアを受けることができる体制の構築とゲノム医療の発展に貢献する。
災害看護	災害の特性をふまえ、限られた人的・物的資源の中でメンタルヘルスを含む適切な看護を提供する。平時から多職種や行政等と連携・協働し、減災・防災体制の構築と災害看護の発展に貢献する。
放射線看護	放射線がもたらす身体、心理社会的影響の特性をふまえ、放射線事故・災害における平時からの体制構築と健康課題を有する対象へ長期的な看護を提供する。また、放射線診療を受ける対象者とその家族へ水準の高い看護を提供するとともに、職業被ばく低減の方策等、施設における体制を構築する。

出典：日本看護協会[2]

資料表5-5　都道府県別専門看護師登録者数

2022年4月27日 現在

分野名	がん看護	精神看護	地域看護	老人看護	小児看護	母性看護	慢性疾患看護	急性・重症患者看護	感染症看護	家族支援	在宅看護	遺伝看護	災害看護	放射線看護	都道府県別合計
北海道	61	22	2	14	9	2	22	22	4	1	3	1	0	0	163
青森県	4	0	0	1	2	3	0	2	0	0	0	0	0	0	12
岩手県	9	1	0	1	4	1	4	0	0	0	0	0	0	0	20
宮城県	15	5	0	4	10	1	2	3	3	1	0	0	0	0	44
秋田県	11	3	0	0	0	0	3	0	0	0	0	1	0	0	18
山形県	6	2	0	2	6	0	0	1	0	0	4	0	0	0	21
福島県	7	4	0	0	1	0	0	3	0	0	3	0	0	0	18
茨城県	10	5	0	5	7	2	3	4	0	0	0	0	0	0	36
栃木県	17	2	0	2	5	3	1	6	2	0	3	0	0	0	41
群馬県	25	2	1	11	0	5	6	1	0	0	0	0	0	0	51
埼玉県	19	12	0	7	7	2	5	6	2	2	3	0	1	0	64
千葉県	31	17	1	10	16	2	13	13	5	2	5	0	0	0	115
東京都	151	106	5	31	60	9	38	67	21	15	22	8	6	0	539
神奈川県	86	44	2	23	21	4	10	33	11	15	5	2	2	0	258
新潟県	20	0	5	4	0	2	9	1	0	0	0	0	0	0	42
富山県	12	0	0	2	3	1	0	4	0	0	0	0	0	0	22
石川県	9	3	0	6	2	0	0	5	0	0	0	0	1	0	26
福井県	9	2	0	0	1	0	1	0	0	0	0	0	8	0	21
山梨県	4	7	0	0	2	0	4	3	4	0	6	0	0	0	34
長野県	9	4	0	3	5	2	0	3	1	1	1	1	1	0	31
岐阜県	16	5	0	1	3	0	7	3	0	2	0	0	0	0	37
静岡県	28	6	0	3	10	1	11	11	3	4	4	0	0	0	81
愛知県	41	13	0	8	15	4	4	16	11	10	2	0	1	0	125
三重県	19	6	0	4	2	2	0	5	0	2	2	0	0	0	42
滋賀県	8	7	0	2	4	3	5	2	1	2	3	0	0	0	37
京都府	28	3	2	7	6	3	6	4	0	0	1	0	0	0	60
大阪府	65	28	8	11	23	16	23	37	7	7	14	1	0	0	240
兵庫県	52	19	0	18	17	9	26	24	2	5	9	0	1	0	182
奈良県	10	2	1	3	1	0	2	3	0	1	2	0	1	0	26
和歌山県	6	1	0	1	0	1	1	0	0	1	0	0	0	0	12
鳥取県	4	0	0	0	0	1	0	0	0	0	1	0	0	0	6
島根県	6	2	0	8	0	0	0	0	0	0	1	0	1	0	18
岡山県	17	6	0	0	3	2	2	9	1	2	0	0	0	0	42
広島県	24	3	1	3	6	2	7	3	0	1	1	0	1	0	52
山口県	7	1	0	1	1	0	3	9	0	0	0	0	0	0	22
徳島県	12	1	0	2	1	0	2	2	0	0	0	0	0	0	20
香川県	9	4	0	1	3	1	1	2	0	0	0	0	1	0	22
愛媛県	8	1	2	2	1	0	1	0	0	0	0	0	0	0	16
高知県	17	6	0	2	6	0	2	8	0	8	5	0	0	0	54
福岡県	34	12	0	9	15	0	16	15	11	2	1	0	0	0	115
佐賀県	4	1	0	1	0	0	1	3	1	0	0	0	0	0	10
長崎県	7	2	0	2	0	1	3	0	4	0	2	0	0	0	21
熊本県	5	3	0	1	0	0	5	0	0	0	1	0	1	0	18
大分県	14	3	0	0	1	0	1	3	0	0	0	0	0	0	22
宮崎県	8	2	0	0	0	0	0	1	0	0	0	0	0	0	11
鹿児島県	4	2	0	1	0	0	0	1	0	0	0	0	0	0	8
沖縄県	12	3	0	5	4	0	1	1	0	0	0	0	0	0	26
（海外）	0	0	0	0	0	0	0	0	0	0	0	0	0	0	0
合計	980	383	30	222	283	89	245	347	93	82	106	14	27	0	2901

日本看護協会認定部

資料表5-6　認定看護師・専門看護師・特定行為研修修了看護師の特徴

	認定看護師	専門看護師	特定行為研修修了看護師
概要	患者・家族によりよい看護を提供できるよう、認定看護分野ごとの専門性を発揮しながら3つの役割を果たして、看護の質の向上に努める。 ① 個人、家族及び集団に対して、高い臨床推論力と病態判断力に基づき、熟練した看護技術及び知識を用いて水準の高い看護を実践する。（実践） ② 看護実践を通して看護職に対し指導を行う。（指導） ③ 看護職等に対しコンサルテーションを行う。（相談）	患者・家族に起きている問題を総合的に捉えて判断する力と広い視野を持って、専門看護分野の専門性を発揮しながら、6つの役割を果たし、施設全体や地域の看護の質の向上に努める。 ① 個人、家族及び集団に対して卓越した看護を実践する。（実践） ② 看護者を含むケア提供者に対しコンサルテーションを行う。（相談） ③ 必要なケアが円滑に行われるために、保健医療福祉に携わる人々の間のコーディネーションを行う。（調整） ④ 個人、家族及び集団の権利を守るために、倫理的な問題や葛藤の解決を図る。（倫理調整） ⑤ 看護者に対しケアを向上させるため教育的役割を果たす。（教育） ⑥ 専門知識及び技術の向上並びに開発を図るために実践の場における研究活動を行う。（研究）	団塊の世代が75歳以上となる2025（令和7年）に向けて、持続可能で質の高い安全な医療を提供するため、チーム医療の推進の必要性のもと、地域における医療及び介護の総合的な確保を推進するための関係法律の整備等に関する法律（平成26年法律第83号）により、保健師助産師看護師法（昭和23年法律第203号）の一部が改正され、特定行為に係る看護師の研修制度（以下、特定行為研修制度）が施行された。この制度では、看護師が医師の判断を待たずに、事前の指示（手順書）により行う一定の診療の補助（特定行為）を標準化することにより、今後の在宅医療等を支えていく看護師を計画的に養成していく。この研修を修了した看護師は、医療安全を配慮しつつ、高度な臨床実践能力を発揮し、自己研鑽を継続しながらチーム医療のキーパーソンとして機能できることが期待される。
資格認定制度	日本看護協会	日本看護協会	厚労省に報告のみ
なるための条件等	看護師として5年以上の経験、かつ、3年間以上は認定看護分野の実務経験を持ち、認定看護師教育機関に入学して必要な単位を取得した後に、認定看護師認定審査に合格したもの ・5年ごとに資格更新が必要	・看護師として5年以上の経験、かつ、3年間以上は専門看護分野の実務経験を持ち、日本看護系大学協議会看護系の大学院で修士課程を修了して必要な単位を取得した後に、専門看護師認定審査に合格したもの ・5年ごとに資格更新が必要	・厚生労働省が指定した指定研修機関に、看護師が手順書により特定行為を行う場合に特に必要とされる実践的な理解力、思考力及び判断力並びに高度かつ専門的な知識及び技能の向上を図るために必要とされる能力を身につけるための必須科目「共通科目」と各特定行為に特化した選択科目「区分別科目」を受講し、各指定研修機関にて修了が認められたもの
分野数	・21分野（A課程） 【2026（令和8）年度まで】 ・19分野（B課程） 【2020（令和2）年度より】	・14分野	・21区分38行為、6つの領域別パッケージ
人数	A課程21,081名、B課程1,496名 計22,577名（2021年12月現在）	2,994名（2021年12月現在）	4,832名　延27,377名（2022年3月現在）

資料集

第6章　地域医療に参加する住民

特に、医療の危機と現場崩壊は深刻で、
「いのちをまもること」「医療をまもること」は日本にとって喫緊の課題です。
これは、国、自治体、医療提供者、民間企業、市民社会などをはじめ、
医療の恩恵を被る「すべての人」が考え、参加し、行動すべき、
国民的プロジェクトだと我々は考えています。

―― 「いのちをまもり、医療をまもる」国民プロジェクト5つの方策 ――
① 患者・家族の不安を解消する取組を最優先で実施すること
② 医療の現場が危機である現状を国民に広く共有すること
③ 緊急時の相談電話やサイトを導入・周知・活用すること
④ 信頼できる医療情報を見やすくまとめて提供すること
⑤ チーム医療を徹底し、患者・家族の相談体制を確立すること

私たち「上手な医療のかかり方を広めるための懇談会」構成員は、
この5つの方策を国が速やかに具体的施策として実行し、
すべての関係者の取り組みが前進するよう、
来年度以降も継続的にコミットし、進捗をチェックし続けます。

出典：厚生労働省[1]

資料図6-1　いのちをまもり、医療をまもる国民プロジェクト宣言

第7章　在宅医療に従事する医師

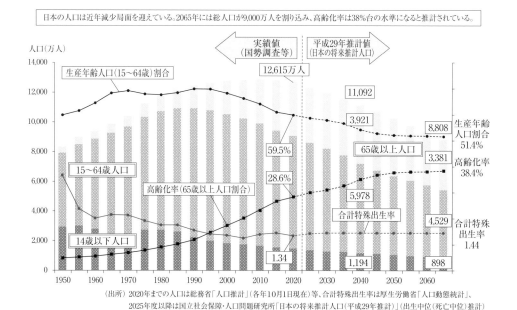

出典：厚生労働省[1]

資料図7-1　我が国の人口の推移

資料集

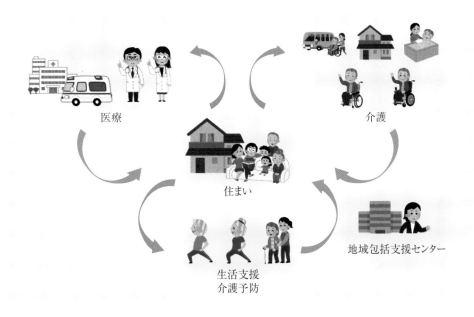

（厚生労働省の図をもとに作成）

資料図7-2　地域包括ケアシステムの構築

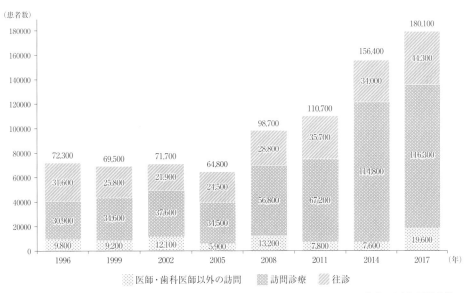

出典：厚生労働省[3]

資料図7-3　在宅医療を受けた外来患者数の推移

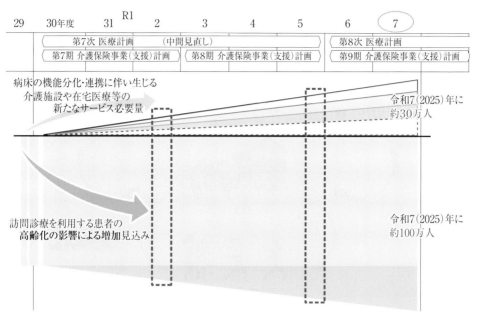

出典：厚生労働省[4]

資料図7-4　在宅医療の整備目標

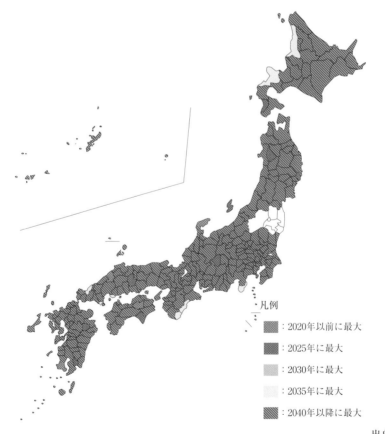

凡例

■：2020年以前に最大
■：2025年に最大
■：2030年に最大
□：2035年に最大
▨：2040年以降に最大

出典：厚生労働省[5]

資料図7-5　地域（二次医療圏）別の訪問診療の必要量

資料集

第 8 章　地域医療政策と医師　～医師偏在対策・専門医制度・働き方改革～

資料表8-1　人口10万対医療施設従事医師の年次推移　主たる従事地による都道府県

	昭和30年('55)	35('60)	40('65)	45('70)	50('75)	55('80)	61('86)	平成2年('90)	4('92)	6('94)	8('96)	10('98)	12('00)	14('02)	16('04)	18('06)	20('08)	22('10)	24('12)	26('14)	28('16)	30('18)	令和2年('20)
全国	96.6	102.8	103.8	109.2	112.5	127.3	150.5	164.9	169.9	176.6	183.0	187.3	191.6	195.8	201.0	206.3	212.9	219.0	226.5	233.6	240.1	246.7	256.6
北海道	72.9	80.0	83.7	93.2	99.9	114.3	137.6	158.5	165.5	173.9	180.4	184.5	192.2	198.0	203.6	206.7	213.7	218.3	224.6	230.2	238.3	243.1	251.3
青森	69.7	77.3	91.9	102.3	107.4	114.1	126.8	146.6	151.5	152.9	155.0	158.3	160.9	164.8	164.0	170.5	174.4	182.4	184.5	193.3	198.2	203.3	212.5
岩手	74.8	84.9	87.6	106.8	112.0	121.1	134.8	146.1	150.4	157.8	159.4	159.7	165.0	166.1	167.9	174.1	178.3	181.4	189.6	192.0	193.8	201.7	207.3
宮城	105.8	113.4	122.6	131.7	132.4	138.3	150.4	158.4	161.8	166.4	171.1	176.1	178.9	183.5	188.0	196.0	204.6	210.4	218.3	221.2	231.9	238.4	246.3
秋田	64.2	70.5	74.9	84.9	94.3	109.3	126.7	140.6	148.6	157.7	162.7	168.1	172.1	178.4	181.9	188.9	196.8	203.8	207.5	216.3	223.5	234.0	242.6
山形	73.9	77.0	79.0	85.2	85.9	105.9	128.1	141.2	148.4	162.7	163.5	167.0	173.5	179.4	184.2	187.9	195.5	206.3	210.0	215.0	219.5	226.0	229.2
福島	66.2	76.9	82.1	94.1	102.4	111.0	130.9	147.2	150.9	157.4	159.5	161.0	166.9	170.4	171.0	176.1	183.2	182.6	178.7	188.8	195.7	204.9	205.7
茨城	67.7	70.8	74.5	75.2	73.7	87.4	103.6	113.5	119.1	119.6	127.9	129.8	135.4	136.6	142.3	146.7	153.7	158.0	167.0	169.6	180.4	187.5	193.8
栃木	70.0	76.3	80.8	82.8	98.9	115.2	139.4	144.2	153.7	163.5	168.3	172.1	180.1	186.0	189.8	195.1	200.5	205.3	205.0	212.8	218.0	226.1	236.9
群馬	81.7	91.7	94.4	107.5	112.8	123.9	140.3	155.8	161.6	167.2	169.7	178.5	182.2	190.7	192.2	199.2	200.1	206.4	214.9	218.9	225.2	228.3	233.8
埼玉	75.2	75.7	71.8	68.9	67.5	77.6	94.6	99.7	101.6	104.7	109.8	112.1	117.3	121.8	129.4	135.5	139.9	142.6	148.2	152.8	160.1	169.8	177.8
千葉	92.4	94.4	88.7	84.2	79.8	83.9	99.4	108.6	114.1	120.2	129.5	133.3	136.4	141.9	146.0	153.5	161.0	164.3	172.7	182.9	189.9	194.1	205.8
東京	149.4	142.4	125.0	125.6	133.9	166.9	206.6	224.5	225.1	241.8	247.5	250.6	253.4	253.7	264.2	265.5	277.4	285.4	295.7	304.5	304.2	307.5	320.9
神奈川	105.6	105.7	91.0	82.9	91.5	117.5	132.0	141.2	144.2	149.4	155.2	158.2	161.1	162.2	167.4	172.1	181.3	187.8	193.7	201.7	205.4	212.4	223.0
新潟	81.9	92.7	94.3	98.1	106.5	113.6	128.3	137.3	141.4	146.9	153.5	158.3	162.5	165.4	166.9	171.0	174.4	177.2	182.1	188.2	191.9	197.9	204.3
富山	89.9	92.7	94.5	100.3	103.7	124.6	155.7	169.6	176.1	181.2	189.2	195.3	204.2	210.4	213.6	220.1	223.6	223.6	232.8	234.9	241.8	254.4	261.5
石川	118.5	131.5	125.3	141.6	144.1	170.4	194.1	204.0	211.6	220.2	221.0	232.7	222.2	235.5	238.8	239.6	243.5	251.8	261.4	270.6	280.6	284.1	291.6
福井	86.1	91.0	87.5	94.1	97.4	99.2	137.1	156.7	163.3	168.9	178.6	187.6	192.5	193.6	202.7	206.1	216.5	226.5	236.3	240.0	245.8	252.6	257.9
山梨	74.7	81.2	85.0	90.9	94.6	105.7	133.2	148.8	155.6	162.9	171.0	172.4	179.4	187.4	186.8	192.6	203.7	209.7	216.0	222.4	231.8	239.2	250.1
長野	80.1	90.2	99.1	103.0	108.6	114.2	129.9	140.2	145.1	153.8	158.1	163.8	170.0	176.5	181.8	190.0	196.4	205.0	211.4	216.8	226.2	233.1	243.8
岐阜	81.5	86.9	85.2	96.2	98.6	106.0	118.5	134.4	139.0	141.1	146.9	150.4	158.8	161.7	165.0	173.0	177.8	189.0	195.4	202.9	208.9	215.1	224.5
静岡	78.7	82.6	83.7	87.7	90.0	103.2	125.1	139.6	142.6	148.7	151.7	152.8	160.0	164.8	168.5	169.9	176.4	182.8	186.5	193.9	200.8	210.2	219.4
愛知	97.5	97.8	98.3	101.3	101.0	114.3	134.8	145.7	151.0	155.6	162.0	165.9	170.0	172.8	174.9	180.7	183.4	191.7	198.1	202.1	207.7	212.9	224.4
三重	88.7	93.8	97.8	104.6	108.2	120.8	135.2	147.6	153.1	157.3	162.3	168.0	170.7	173.6	176.8	177.9	182.5	190.1	197.3	207.3	217.0	223.4	231.6
滋賀	82.0	88.1	88.8	89.9	89.0	103.9	138.0	151.3	154.5	161.3	164.1	167.2	175.7	180.8	189.7	190.7	196.0	200.6	204.7	211.7	220.9	227.6	236.3
京都	148.7	152.2	157.8	162.2	166.4	173.4	199.5	219.6	225.9	235.9	242.8	250.7	251.7	257.8	258.3	272.9	279.2	286.2	296.7	307.9	314.9	323.3	332.6
大阪	136.3	137.0	128.9	129.5	134.1	149.8	175.8	189.3	195.6	202.1	212.4	218.0	222.3	224.7	231.2	237.6	243.3	248.1	256.7	261.8	270.4	277.0	285.7
兵庫	101.2	115.6	112.9	118.3	120.9	131.9	154.0	166.3	172.0	※180.7	181.9	185.6	187.5	192.6	197.3	203.4	209.2	215.2	226.6	232.1	242.4	252.2	266.1
奈良	90.6	90.1	97.7	118.2	108.5	110.6	129.6	148.7	156.0	159.8	165.9	174.2	180.1	187.7	196.7	201.0	207.1	213.7	217.9	225.7	243.1	258.5	277.1
和歌山	95.6	100.9	107.9	118.1	122.4	136.3	162.8	183.1	193.4	197.2	207.0	212.7	221.8	230.5	236.8	246.3	257.0	259.2	269.2	277.4	290.1	302.1	307.8
鳥取	96.7	113.7	122.6	132.3	147.8	171.0	190.8	209.3	213.8	222.1	229.8	235.6	243.3	249.2	258.3	259.9	266.4	265.9	279.6	289.5	298.1	304.8	314.8
島根	84.3	90.3	97.6	102.5	105.2	125.7	164.0	182.7	190.6	205.2	210.8	216.4	225.1	230.6	238.1	247.8	248.4	250.8	262.1	265.1	272.3	286.3	297.1
岡山	103.5	113.7	124.3	138.0	145.5	163.6	185.3	204.0	207.8	218.3	222.0	225.3	227.7	240.9	246.3	251.3	259.1	270.3	277.1	287.8	300.4	308.2	320.1
広島	105.7	116.6	121.0	128.6	132.4	139.3	162.9	183.0	193.7	201.4	208.9	213.9	218.0	223.1	224.9	222.5	227.4	235.9	245.5	252.2	254.6	258.6	267.1
山口	99.6	106.7	114.0	123.3	123.8	138.2	163.3	183.0	192.7	190.3	201.5	208.6	217.0	215.3	221.0	227.6	231.9	233.1	241.4	244.8	246.5	252.9	260.1
徳島	97.0	113.1	128.8	141.0	160.6	174.4	204.4	219.8	227.1	235.1	240.9	245.4	250.1	258.7	262.4	270.1	277.6	283.0	296.3	303.3	315.9	329.5	338.4
香川	83.1	97.9	103.1	114.1	114.2	126.9	168.8	196.9	204.3	210.0	217.9	222.3	231.3	232.9	236.6	238.7	246.3	253.7	260.4	268.3	276.0	282.5	290.0
愛媛	71.5	79.6	88.6	95.7	102.6	126.1	159.7	182.8	190.8	199.5	205.5	210.5	216.4	222.1	223.9	224.3	234.3	225.8	241.1	254.3	262.5	269.2	276.7
高知	80.9	96.5	101.9	115.5	119.2	135.3	188.4	213.9	220.9	235.5	237.7	247.7	250.8	258.5	261.4	263.2	271.7	274.1	284.0	293.0	306.0	316.9	322.0
福岡	117.7	121.5	131.4	144.7	150.0	165.7	189.3	206.3	214.1	225.7	233.8	237.8	238.7	247.6	253.2	262.8	268.2	274.2	283.0	292.9	297.6	302.6	309.9
佐賀	94.6	94.0	103.1	106.7	108.2	115.5	161.2	180.2	182.6	187.0	193.3	199.1	205.9	214.0	216.4	229.1	239.6	245.0	249.8	266.1	276.8	280.0	290.3
長崎	85.4	94.1	108.2	131.4	142.1	156.1	178.8	201.7	208.1	214.7	221.7	226.4	226.4	234.8	247.2	256.8	264.3	270.3	275.8	287.7	295.7	306.3	319.1
熊本	96.0	100.7	112.5	128.3	138.0	149.5	174.0	199.0	209.5	220.4	221.7	229.5	233.4	235.3	235.4	240.0	244.4	257.5	266.4	275.3	281.9	289.8	297.0
大分	86.1	92.5	100.6	108.7	109.4	116.3	155.0	176.1	185.6	188.3	196.1	208.5	213.7	226.5	226.9	229.6	236.6	245.0	256.5	260.8	268.5	275.2	287.1
宮崎	64.0	72.3	78.4	83.7	86.5	106.5	135.2	156.5	164.7	171.8	178.4	191.2	196.9	201.7	206.9	209.7	217.4	220.3	228.0	233.2	238.4	246.6	255.5
鹿児島	70.3	78.0	88.9	105.6	112.4	127.9	150.7	174.0	183.6	188.8	196.3	203.4	204.5	208.3	212.9	220.8	225.7	232.4	240.7	247.8	262.9	270.8	283.6
沖縄	-	-	-	-	53.9	78.8	110.6	143.1	153.0	156.7	163.9	168.7	177.2	179.5	196.3	208.3	218.5	227.7	233.1	241.5	243.1	240.7	257.2

出典：厚生労働省[1]

資料集

資料表8-2　都道府県の医師確保計画(令和2-5年度)に用いられている医師偏在指標

（都道府県別）

都道府県コード	都道府県	医師偏在指標	区分
00	全国	239.8	－
01	北海道	224.7	
02	青森県	173.6	医師少数都道府県
03	岩手県	172.7	医師少数都道府県
04	宮城県	234.9	
05	秋田県	186.3	医師少数都道府県
06	山形県	191.8	医師少数都道府県
07	福島県	179.5	医師少数都道府県
08	茨城県	180.3	医師少数都道府県
09	栃木県	215.3	医師少数都道府県
10	群馬県	210.9	医師少数都道府県
11	埼玉県	177.1	医師少数都道府県
12	千葉県	197.3	医師少数都道府県
13	東京都	332.8	医師多数都道府県
14	神奈川県	230.9	
15	新潟県	172.7	医師少数都道府県
16	富山県	220.9	
17	石川県	272.2	医師多数都道府県
18	福井県	233.7	
19	山梨県	224.9	
20	長野県	202.5	医師少数都道府県
21	岐阜県	206.6	医師少数都道府県
22	静岡県	194.5	医師少数都道府県
23	愛知県	224.9	
24	三重県	211.2	医師少数都道府県
25	滋賀県	244.8	医師多数都道府県
26	京都府	314.4	医師多数都道府県
27	大阪府	275.2	医師多数都道府県
28	兵庫県	244.4	
29	奈良県	242.3	
30	和歌山県	260.3	医師多数都道府県
31	鳥取県	256.0	医師多数都道府県
32	島根県	238.7	
33	岡山県	283.2	医師多数都道府県
34	広島県	241.4	
35	山口県	216.2	
36	徳島県	272.2	医師多数都道府県
37	香川県	251.9	医師多数都道府県
38	愛媛県	233.1	
39	高知県	256.4	医師多数都道府県
40	福岡県	300.1	医師多数都道府県
41	佐賀県	259.7	医師多数都道府県
42	長崎県	263.7	医師多数都道府県
43	熊本県	255.5	医師多数都道府県
44	大分県	242.8	
45	宮崎県	210.4	医師少数都道府県
46	鹿児島県	234.1	
47	沖縄県	276.0	医師多数都道府県

（二次医療圏別）

都道府県名	二次医療圏名	医師偏在指標	区分
全国	全国	239.8	－
北海道	南渡島	195.3	
北海道	南檜山	145.3	医師少数区域
北海道	北渡島檜山	115.3	医師少数区域
北海道	札幌	276.4	医師多数区域
北海道	後志	189.9	
北海道	南空知	162.0	
北海道	中空知	186.9	
北海道	北空知	118.8	医師少数区域
北海道	西胆振	190.9	
北海道	東胆振	173.1	
北海道	日高	124.8	医師少数区域
北海道	上川中部	281.9	医師多数区域
北海道	上川北部	189.9	
北海道	富良野	119.0	医師少数区域
北海道	留萌	166.3	
北海道	宗谷	108.4	医師少数区域
北海道	北網	141.5	医師少数区域
北海道	遠紋	145.0	医師少数区域
北海道	十勝	179.3	
北海道	釧路	147.8	医師少数区域
北海道	根室	116.1	医師少数区域
青森県	津軽地域	237.4	医師多数区域
青森県	八戸地域	157.2	医師少数区域
青森県	青森地域	176.8	
青森県	西北五地域	114.3	医師少数区域
青森県	上十三地域	129.1	医師少数区域
青森県	下北地域	151.8	医師少数区域
岩手県	盛岡	234.1	医師多数区域
岩手県	岩手中部	133.8	医師少数区域
岩手県	胆江	136.5	医師少数区域
岩手県	両磐	134.8	医師少数区域
岩手県	気仙	153.1	医師少数区域
岩手県	釜石	119.3	医師少数区域
岩手県	宮古	113.7	医師少数区域
岩手県	久慈	151.6	医師少数区域
岩手県	二戸	154.7	医師少数区域
宮城県	仙南	160.4	医師少数区域
宮城県	仙台	279.8	医師多数区域
宮城県	大崎・栗原	155.0	医師少数区域
宮城県	石巻・登米・気仙沼	152.4	医師少数区域
秋田県	大館・鹿角	124.0	医師少数区域
秋田県	北秋田	130.2	医師少数区域
秋田県	能代・山本	145.6	医師少数区域
秋田県	秋田周辺	251.8	医師多数区域
秋田県	由利本荘・にかほ	149.6	医師少数区域
秋田県	大仙・仙北	143.1	医師少数区域
秋田県	横手	159.0	医師少数区域
秋田県	湯沢・雄勝	133.1	医師少数区域
山形県	村山	233.9	医師多数区域
山形県	最上	110.6	医師少数区域
山形県	置賜	166.3	
山形県	庄内	156.0	医師少数区域
福島県	県北	242.3	医師多数区域
福島県	県中	171.3	
福島県	県南	137.5	医師少数区域
福島県	相双	165.0	
福島県	いわき	146.3	医師少数区域

資料集

都道府県名	二次医療圏名	医師偏在指標	区分
福島県	会津・南会津	152.2	医師少数区域
茨城県	水戸	203.5	医師多数区域
茨城県	日立	124.9	医師少数区域
茨城県	常陸太田・ひたちなか	125.6	医師少数区域
茨城県	鹿行	130.1	医師少数区域
茨城県	土浦	183.5	
茨城県	つくば	350.3	医師多数区域
茨城県	取手・竜ヶ崎	159.9	医師少数区域
茨城県	筑西・下妻	125.9	医師少数区域
茨城県	古河・坂東	128.4	医師少数区域
栃木県	県北	152.3	医師少数区域
栃木県	県西	144.0	医師少数区域
栃木県	宇都宮	185.3	
栃木県	県東	162.5	
栃木県	県南	349.9	医師多数区域
栃木県	両毛	161.6	医師少数区域
群馬県	前橋	354.7	医師多数区域
群馬県	渋川	153.8	医師少数区域
群馬県	伊勢崎	169.4	
群馬県	高崎・安中	193.9	
群馬県	藤岡	177.4	
群馬県	富岡	171.0	
群馬県	吾妻	145.7	医師少数区域
群馬県	沼田	167.6	
群馬県	桐生	173.0	
群馬県	太田・館林	135.1	医師少数区域
埼玉県	南部	184.6	
埼玉県	南西部	170.0	
埼玉県	東部	167.7	
埼玉県	さいたま	203.7	医師多数区域
埼玉県	県央	169.4	
埼玉県	川越比企	206.9	医師多数区域
埼玉県	西部	201.6	医師多数区域
埼玉県	利根	131.9	医師少数区域
埼玉県	北部	145.5	医師少数区域
埼玉県	秩父	152.8	医師少数区域
千葉県	千葉	264.0	医師多数区域
千葉県	東葛南部	186.4	
千葉県	東葛北部	188.4	
千葉県	印旛	178.8	
千葉県	香取海匝	180.3	
千葉県	山武長生夷隅	120.4	医師少数区域
千葉県	安房	285.1	医師多数区域
千葉県	君津	162.3	
千葉県	市原	197.9	
東京都	区中央部	789.3	医師多数区域
東京都	区南部	368.6	医師多数区域
東京都	区西南部	372.2	医師多数区域
東京都	区西部	535.0	医師多数区域
東京都	区西北部	276.8	医師多数区域
東京都	区東北部	189.7	
東京都	区東部	276.8	医師多数区域
東京都	西多摩	128.3	医師少数区域
東京都	南多摩	156.6	医師少数区域
東京都	北多摩西部	217.5	医師多数区域
東京都	北多摩南部	293.1	医師多数区域
東京都	北多摩北部	170.2	
東京都	島しょ	133.9	医師少数区域
神奈川県	川崎北部	270.9	医師多数区域
神奈川県	川崎南部	311.3	医師多数区域
神奈川県	横須賀・三浦	217.5	医師多数区域

都道府県名	二次医療圏名	医師偏在指標	区分
神奈川県	湘南東部	176.9	
神奈川県	湘南西部	212.0	医師多数区域
神奈川県	県央	165.1	
神奈川県	相模原	225.0	医師多数区域
神奈川県	県西	164.8	
神奈川県	横浜	246.0	医師多数区域
新潟県	下越	136.7	医師少数区域
新潟県	新潟	224.5	医師多数区域
新潟県	県央	137.0	医師少数区域
新潟県	中越	144.0	医師少数区域
新潟県	魚沼	121.4	医師少数区域
新潟県	上越	148.5	医師少数区域
新潟県	佐渡	125.2	医師少数区域
富山県	新川	183.2	
富山県	富山	263.2	医師多数区域
富山県	高岡	187.7	
富山県	砺波	178.7	
石川県	南加賀	180.8	
石川県	石川中央	328.0	医師多数区域
石川県	能登中部	190.6	
石川県	能登北部	134.7	医師少数区域
福井県	福井・坂井	289.9	医師多数区域
福井県	奥越	138.6	医師少数区域
福井県	丹南	136.2	医師少数区域
福井県	嶺南	161.6	医師少数区域
山梨県	中北	260.5	医師多数区域
山梨県	峡東	163.1	
山梨県	峡南	173.8	
山梨県	富士・東部	194.2	
長野県	佐久	197.4	
長野県	上小	130.5	医師少数区域
長野県	諏訪	196.7	
長野県	上伊那	141.4	医師少数区域
長野県	飯伊	153.8	医師少数区域
長野県	木曽	130.8	医師少数区域
長野県	松本	325.3	医師多数区域
長野県	大北	174.2	
長野県	長野	177.3	
長野県	北信	154.7	医師少数区域
岐阜県	岐阜	261.7	医師多数区域
岐阜県	西濃	161.1	医師少数区域
岐阜県	中濃	169.6	
岐阜県	東濃	183.8	
岐阜県	飛騨	154.9	医師少数区域
静岡県	賀茂	127.5	医師少数区域
静岡県	熱海伊東	178.4	
静岡県	駿東田方	188.0	
静岡県	富士	150.4	医師少数区域
静岡県	静岡	213.6	医師多数区域
静岡県	志太榛原	167.4	
静岡県	中東遠	160.8	医師少数区域
静岡県	西部	239.1	医師多数区域
愛知県	海部	177.6	
愛知県	尾張東部	332.2	医師多数区域
愛知県	尾張西部	184.9	
愛知県	尾張北部	169.8	
愛知県	知多半島	186.3	
愛知県	西三河北部	176.7	
愛知県	西三河南部西	188.0	
愛知県	西三河南部東	151.4	医師少数区域
愛知県	東三河北部	148.3	医師少数区域

資料集

都道府県名	二次医療圏名	医師偏在指標	区分
愛知県	東三河南部	169.5	
愛知県	名古屋・尾張中部	284.0	医師多数区域
三重県	北勢	193.4	
三重県	中勢伊賀	252.1	医師多数区域
三重県	南勢志摩	201.1	医師多数区域
三重県	東紀州	152.5	医師少数区域
滋賀県	大津	378.3	医師多数区域
滋賀県	湖南	238.2	医師多数区域
滋賀県	甲賀	161.9	
滋賀県	東近江	200.3	医師多数区域
滋賀県	湖東	169.5	
滋賀県	湖北	193.2	
滋賀県	湖西	179.8	
京都府	丹後	134.9	医師少数区域
京都府	中丹	184.0	
京都府	南丹	166.4	
京都府	京都・乙訓	397.3	医師多数区域
京都府	山城北	178.8	
京都府	山城南	141.5	医師少数区域
大阪府	豊能	351.0	医師多数区域
大阪府	三島	261.7	医師多数区域
大阪府	北河内	225.0	医師多数区域
大阪府	中河内	191.4	
大阪府	南河内	280.4	医師多数区域
大阪府	堺市	216.4	医師多数区域
大阪府	泉州	198.1	
大阪府	大阪市	347.4	医師多数区域
兵庫県	神戸	304.0	医師多数区域
兵庫県	東播磨	207.1	医師多数区域
兵庫県	北播磨	181.2	
兵庫県	但馬	193.1	
兵庫県	丹波	185.6	
兵庫県	淡路	191.6	
兵庫県	阪神	258.1	医師多数区域
兵庫県	播磨姫路	190.5	
奈良県	奈良	233.6	医師多数区域
奈良県	東和	257.4	医師多数区域
奈良県	西和	196.6	
奈良県	中和	284.3	医師多数区域
奈良県	南和	214.9	医師多数区域
和歌山県	和歌山	340.1	医師多数区域
和歌山県	那賀	163.2	
和歌山県	橋本	201.6	医師多数区域
和歌山県	有田	160.0	医師少数区域
和歌山県	御坊	225.7	医師多数区域
和歌山県	田辺	199.7	医師多数区域
和歌山県	新宮	151.2	医師少数区域
鳥取県	東部	195.3	
鳥取県	中部	176.9	
鳥取県	西部	354.0	医師多数区域
島根県	松江	222.8	医師多数区域
島根県	雲南	112.5	医師少数区域
島根県	出雲	381.4	医師多数区域
島根県	大田	137.4	医師少数区域
島根県	浜田	180.2	
島根県	益田	158.5	医師少数区域
島根県	隠岐	143.1	医師少数区域
岡山県	県南東部	336.6	医師多数区域
岡山県	県南西部	273.6	医師多数区域
岡山県	高梁・新見	114.3	医師少数区域
岡山県	真庭	132.0	医師少数区域

都道府県名	二次医療圏名	医師偏在指標	区分
岡山県	津山・英田	182.1	
広島県	広島	286.0	医師多数区域
広島県	広島西	233.4	医師多数区域
広島県	呉	264.6	医師多数区域
広島県	広島中央	192.9	
広島県	尾三	181.3	
広島県	福山・府中	186.4	
広島県	備北	197.5	
山口県	岩国	204.6	医師多数区域
山口県	柳井	138.4	医師少数区域
山口県	周南	177.5	
山口県	山口・防府	198.9	医師多数区域
山口県	宇部・小野田	321.8	医師多数区域
山口県	下関	222.6	医師多数区域
山口県	長門	135.7	医師少数区域
山口県	萩	160.1	医師少数区域
徳島県	東部	318.5	医師多数区域
徳島県	南部	206.5	医師多数区域
徳島県	西部	141.8	医師少数区域
香川県	小豆	113.3	医師少数区域
香川県	東部	288.0	医師多数区域
香川県	西部	207.4	医師多数区域
愛媛県	宇摩	162.1	
愛媛県	新居浜・西条	186.4	
愛媛県	今治	168.7	
愛媛県	松山	287.9	医師多数区域
愛媛県	八幡浜・大洲	166.8	
愛媛県	宇和島	172.1	
高知県	安芸	171.7	
高知県	中央	291.3	医師多数区域
高知県	高幡	159.4	医師少数区域
高知県	幡多	157.8	医師少数区域
福岡県	福岡・糸島	387.9	医師多数区域
福岡県	粕屋	199.4	医師多数区域
福岡県	宗像	172.8	
福岡県	筑紫	243.0	医師多数区域
福岡県	朝倉	200.2	医師多数区域
福岡県	久留米	414.8	医師多数区域
福岡県	八女・筑後	189.4	
福岡県	有明	207.6	医師多数区域
福岡県	飯塚	303.3	医師多数区域
福岡県	直方・鞍手	172.5	
福岡県	田川	177.9	
福岡県	北九州	283.4	医師多数区域
福岡県	京築	142.4	医師少数区域
佐賀県	中部	366.3	医師多数区域
佐賀県	東部	147.3	医師少数区域
佐賀県	北部	213.6	医師多数区域
佐賀県	西部	154.2	医師少数区域
佐賀県	南部	221.9	医師多数区域
長崎県	長崎	349.8	医師多数区域
長崎県	佐世保県北	197.2	
長崎県	県央	256.3	医師多数区域
長崎県	県南	174.4	
長崎県	五島	170.2	
長崎県	上五島	149.5	医師少数区域
長崎県	壱岐	174.3	
長崎県	対馬	170.5	
熊本県	宇城	146.9	医師少数区域
熊本県	有明	188.7	
熊本県	鹿本	170.3	

都道府県名	二次医療圏名	医師偏在指標	区分
熊本県	菊池	162.0	
熊本県	阿蘇	167.9	
熊本県	八代	215.6	医師多数区域
熊本県	芦北	230.6	医師多数区域
熊本県	球磨	158.8	医師少数区域
熊本県	天草	165.6	
熊本県	熊本・上益城	336.2	医師多数区域
大分県	東部	250.8	医師多数区域
大分県	中部	281.0	医師多数区域
大分県	南部	157.0	医師少数区域
大分県	豊肥	184.3	
大分県	西部	157.5	医師少数区域
大分県	北部	181.8	
宮崎県	宮崎東諸県	292.2	医師多数区域
宮崎県	都城北諸県	151.7	医師少数区域
宮崎県	延岡西臼杵	143.9	医師少数区域
宮崎県	日南串間	175.7	
宮崎県	西諸	146.4	医師少数区域
宮崎県	西都児湯	154.6	医師少数区域
宮崎県	日向入郷	137.6	医師少数区域
鹿児島県	鹿児島	327.5	医師多数区域
鹿児島県	南薩	173.9	
鹿児島県	川薩	192.8	
鹿児島県	出水	149.3	医師少数区域
鹿児島県	姶良・伊佐	165.5	
鹿児島県	曽於	131.3	医師少数区域
鹿児島県	肝属	164.4	
鹿児島県	熊毛	126.7	医師少数区域
鹿児島県	奄美	165.8	
沖縄県	北部	239.5	医師多数区域
沖縄県	中部	225.3	医師多数区域
沖縄県	南部	322.2	医師多数区域
沖縄県	宮古	206.7	医師多数区域
沖縄県	八重山	207.5	医師多数区域

出典：厚生労働省[2]

資料集

資料8-2-2　医師偏在指標の算出方法

現在時点の医師偏在指標
（1）考え方
○　これまで、地域ごとの医師数の比較には人口10万人対医師数が一般的に用いられてきたが、これは地域ごとの医療ニーズや人口構成等を反映しておらず、医師数の多寡を統一的・客観的に把握するための「ものさし」としての役割を十分に果たしていなかった。このため、全国ベースで医師の多寡を統一的・客観的に比較・評価する指標として次の「5要素」を考慮した医師偏在指標を設定することとした。
・　医療需要（ニーズ）及び人口・人口構成とその変化
・　患者の流出入等
・　へき地等の地理的条件
・　医師の性別・年齢分布
・　医師偏在の種別（区域、診療科、入院／外来）

（2）医師偏在指標の作成手続
○　厚生労働省は、医師偏在指標の計算方法及び、患者数の流出入に基づく増減を一定程度反映した暫定的な医師偏在指標を公表・都道府県に提供する[6]。

○　都道府県間及び二次医療圏間の患者の流出入の状況については、厚生労働省から現状に関するデータの提供[7]を行い、都道府県が、必要に応じて都道府県間、都道府県内で医師偏在指標への見込み方について調整を行うこととする。都道府県は、無床診療所における外来患者数、病院・有床診療所における入院患者数に関する調整後の都道府県間及び二次医療圏間における患者の流出入数を、2019年6月末までに厚生労働省に報告することとする。その情報を基に、再度、厚生労働省が医師偏在指標を算定し、確定することとする。

○　都道府県間で患者数の流出入に基づく増減を調整する場合には、都道府県の企画部局（地方自治法（昭和22年法律第67号）の総合計画を所管する部局）や介護部局（介護保険法（平成9年法律第123号）の介護保険事業支援計画を所管する部局）、医療関係者の意見を踏まえ、自都道府県の考え方をまとめること。また、自都道府県内の二次医療圏間の患者数の増減を調整する場合も同様に、医療関係者や市区町村の意見を踏まえ、自都道府県の考え方をまとめることとする。

○　これらの考え方を踏まえ、都道府県は、関係する都道府県や都道府県内の医療関係者との間で患者数の増減を調整することとする。なお、調整に当たっては、丁寧かつ十分な協議を行い、特に都道府県間の調整においては、通常の議事録の作成に加え、合意を確認できる書面を作成するなどして、取りまとめておくことが適当である。

○　患者数の増減の調整についての協議において、合意が得られない場合については、患者の流出入の状況を全て見込むこと[8]を基本とする。

（3）医師偏在指標の設計
○　医師偏在指標を、次のように設計する。

$$医師偏在指標 = \frac{標準化医師数（※1）}{\frac{地域の人口}{10万} \times 地域の標準化受療率比（※2）}$$

$$（※1）標準化医師数 = \sum 性年齢階級別医師数 \times \frac{性年齢階級別平均労働時間}{全医師の平均労働時間}$$

$$（※2）地域の標準化受療率比 = \frac{地域の期待受療率（※3）}{全国の期待受療率}$$

---

[6]　厚生労働省が提供する、患者の流出入を一定程度反映した医師偏在指標は、外来患者の流出入数については、昼間人口と夜間人口の比を用いて推計したものを、入院患者の流出入数については、患者調査における病院の入院における患者住所地に基づいた患者数と医療機関所在地に基づいた患者数から推計したものを用いている。
[7]　無床診療所の外来患者の流出入数に関しては、NDBのデータのうち、国民健康保険の被保険者の受療動向から、全人口の受療動向を推測したものである。入院患者の流出入数に関しては、患者調査における病院の入院患者の流出入数の情報を用いている。それぞれにデータ上の制限があることに留意が必要である。
[8]　患者の流出入の状況を全て見込むとは、医療施設所在地に基づく患者数を用いて検討を行うことを意味する。すなわち、実際に他の圏域へ流出している患者数、他の圏域から流入している患者数を全て流出・流入しているものと見込むことを意味する。

（※3）地域の期待受療率＝

$$\frac{\Sigma \quad （全国の性年齢階級別調整受療率^{9}（※4）\times 地域の性年齢階級別人口）}{地域の人口}$$

（※4）全国の性年齢階級別調整受療率

＝ 無床診療所医療医師需要度（※5）× 全国の無床診療所受療率

＋ 全国の入院受療率

（※5）無床診療所医療医師需要度 ＝

$$\frac{\dfrac{マクロ需給推計における外来医師需要^{10}}{全国の無床診療所外来患者数（※6）}}{\dfrac{マクロ需給推計における入院医師需要^{11}}{全国の入院患者数}}$$

（※6）全国の無床診療所外来患者数

＝ 全国の外来患者数

$$\times \frac{初診・再診・在宅医療算定回数［無床診療所］}{初診・再診・在宅医療算定回数［有床診療所・無床診療所］}$$

○　さらに、患者の流出入に基づく増減を反映するために、（※4）全国の性年齢階級別調整受療率を、次のように修正を加えて計算を行うこととする。都道府県においては、この無床診療所及び入院患者における流入数及び流出数について、患者流出入のある都道府県間及び都道府県内の二次医療圏間で調整の上、厚生労働省に報告することとする。

性年齢階級別調整受療率（流出入反映）

＝ 無床診療所医療医師需要度 × 全国の無床診療所受療率

× 無床診療所患者流出入調整係数（※7）

＋ 全国の入院受療率 × 入院患者流出入調整係数（※8）

（※7）無床診療所患者流出入調整係数

$$= \frac{無床診療所患者数（患者住所地）＋無床診療所患者流入数 － 無床診療所患者流出数}{無床診療所患者数（患者住所地）}$$

（※8）入院患者流出入調整係数

$$= \frac{入院患者数（患者住所地）＋入院患者流入数 － 入院患者流出数}{入院患者数（患者住所地）}$$

出典：厚生労働省[3]

資料集

9　性年齢階級別の受療率を算出する際に、入院受療率と外来受療率を同一の基準で比較するために、マクロ需給推計に基づいて無床診療所における外来患者と、病院及び有床診療所における入院患者それぞれの一人当たりに発生する需要の比を、無床診療所医療医師需要度として用いることとした。この無床診療所医療医師需要度を乗じた無床診療所受療率と入院受療率の合計を、性年齢階級別調整受療率として、性年齢階級ごとの医療需要を表す指標として用いることとする。

10　マクロ需給推計における外来医師需要は、無床診療所における外来医療需要の推計を行っている。

11　マクロ需給推計における入院医師需要は、病院及び有床診療所における入院医療需要の推計を行っているものであるが、病院及び有床診療所における外来医療需要においては、入院需要の一部として推計している。

資料表8-3　各学会の会員数及び専門医数等の一覧表　（令和2年9月現在）

Ⅰ．基本領域専門医（学会）

学会名	学会員数	専門医名称	学会認定専門医数	機構認定専門医数	広告可能な専門医	日本医学会加盟学会
日本内科学会	116,202 名	認定内科医	88,522 名	0 名	※	●
		総合内科専門医	37,942 名	0 名		
日本小児科学会	22,705 名	小児科専門医	6,550 名	6,771 名	※	●
日本皮膚科学会	12,500 名	皮膚科専門医	6,801 名	0 名	※	●
日本精神神経学会	18,617 名	精神科専門医	11,608 名	0 名	※	●
日本外科学会	40,308 名	外科専門医	23,790 名	0 名	※	●
日本整形外科学会	25,929 名	整形外科専門医	9,529 名	10,129 名	※	●
日本産科婦人科学会	17,157 名	産婦人科専門医	13,336 名	4,775 名	※	●
日本眼科学会	15,752 名	眼科専門医	11,149 名	0 名	※	●
日本耳鼻咽喉科学会	11,101 名	耳鼻咽喉科専門医	8,031 名	5,875 名	※	●
日本泌尿器科学会	9,172 名	泌尿器科専門医	6,619 名	315 名	※	●
日本脳神経外科学会	10,188 名	脳神経外科専門医	4,571 名	3,332 名	※	●
日本医学放射線学会	9,953 名	放射線科専門医	5,954 名	451 名	※	●
日本麻酔科学会	13,849 名	麻酔科専門医	6,710 名	2,085 名	※	●
日本病理学会	4,766 名	病理専門医	2,620 名	1,822 名	※	●
日本臨床検査医学会	3,394 名	臨床検査専門医	377 名	212 名		●
日本救急医学会	10,664 名	救急科専門医	5,319 名	83 名	※	●
日本形成外科学会	5,229 名	形成外科領域専門医	964 名	1,743 名	※	●
日本リハビリテーション医学会	11,676 名	リハビリテーション科専門医	1,579 名	1,042 名	※	●
日本専門医機構	——	総合診療専門医	——	——		

Ⅱ．サブスペシャルティ領域専門医（学会）
注：これまでに機構認定されている23領域。

学会名	学会員数	専門医名称	学会認定専門医数	機構認定専門医数	広告可能な専門医	日本医学会加盟学会
日本消化器病学会	35,570 名	消化器病専門医	22,151 名	——	※	●
日本循環器学会	30,191 名	循環器専門医	15,315 名	——	※	●
日本呼吸器学会	13,564 名	呼吸器専門医	6,875 名	——	※	●
日本血液学会	7,694 名	血液専門医	4,241 名	——	※	●
日本内分泌学会	8,942 名	内分泌代謝科専門医	3,205 名	——	※	●
日本糖尿病学会	17,537 名	糖尿病専門医	6,172 名	——	※	●
日本腎臓学会	11,106 名	腎臓専門医	5,636 名	——	※	●
日本肝臓学会	12,500 名	肝臓専門医	7,184 名	——	※	●
日本アレルギー学会	12,148 名	アレルギー専門医	4,318 名	——	※	●
日本感染症学会	11,045 名	感染症専門医	1,554 名	——	※	●
日本老年医学会	6,504 名	老年病専門医	1,512 名	——	※	●
日本神経学会	9,408 名	神経内科専門医	6,065 名	——	※	●
日本リウマチ学会	10,076 名	リウマチ専門医	4,888 名	——	※	●
日本消化器内視鏡学会	34,578 名	消化器内視鏡専門医	19,516 名	——	※	●
日本臨床腫瘍学会	7,818 名	がん薬物療法専門医	1,455 名	——	※	●
日本消化器外科学会	19,669 名	消化器外科専門医	7,407 名	——	※	●
日本胸部外科学会	7,981 名	呼吸器外科専門医	1,545 名	——	※	●
日本呼吸器外科学会	3,187 名				※	●
日本胸部外科学会	7,981 名	心臓血管外科専門医	2,280 名	——	※	●
日本心臓血管外科学会	4,377 名				※	●
日本血管外科学会	3,735 名				※	●
日本小児外科学会	2,183 名	小児外科専門医	632 名	——	※	●
日本乳癌学会	9,457 名	乳腺専門医	1,681 名	——	※	●
日本内分泌外科学会	1,747 名	内分泌外科専門医	362 名	——	——	——
日本医学放射線学会	9,953 名	放射線診断専門医	5,954 名	——	※	●
日本放射線腫瘍学会	2,202 名	放射線治療専門医	1,334 名	——	——	●
日本医学放射線学会	9,958 名				※	●

注：総合診療専門医は平成30年（2018年）4月に制度が発足した。

出典：日本専門医機構[4]

資料集

資料集の参考文献

第1章　総合診療に関わる医師（総合診療医）

1）総務省統計局. 統計トピックスNo.132 統計からみた我が国の高齢者—「敬老の日」にちなんで—. 令和 4 年 9 月 18 日.（https://www.stat.go.jp/data/topics/topi1321.html）

第2章　へき地医療に従事する医師

1）厚生労働省. 第11回第 8 次医療計画等に関する検討会「第 8 次医療計画に向けて（へき地の医療）」（令和 4 年 7 月 27 日 ） 参 考 資 料 3　p2.（https://www.mhlw.go.jp/content/10800000/000969391.pdf）
2）自治医科大学. 地域医療推進課提供資料　2022年度

第3章　地域枠医師

なし

第4章　地域医療を担う公衆衛生行政の関係者

1）Winslow, C. E. The untilled fields of public health. Science 1920; 51（1306）：23-33.
2）Grant, Roy. A Bridge Between Public Health and Primary Care. American Journal of Public Health 2012；102（S 3）：S304-S304.

第5章　地域医療に携わる看護職と特定行為に係る看護師の研修制度

1）日本看護協会. 認定看護分野一覧.（https://nintei.nurse.or.jp/nursing/qualification/cn#approvedpersons）
2）日本看護協会. 専門看護分野一覧.（https://nintei.nurse.or.jp/nursing/qualification/cns）

第6章　地域医療に参加する住民

1）厚生労働省. 上手な医療のかかり方を広めるための懇談会.「いのちをまもり、医療をまもる国民プロジェクト宣言」平成30年12月17日. p2.（https://www.mhlw.go.jp/content/10800000/000458856.pdf）

第7章　在宅医療に従事する医師

1）厚生労働省. 我が国の人口について.（https://www.mhlw.go.jp/stf/newpage_21481.html）
2）厚生労働省. 地域包括ケアシステム.（https://www.mhlw.go.jp/stf/seisakunitsuite/bunya/hukushi_kaigo/kaigo_koureisha/chiiki-houkatsu/）
3）厚生労働省. 在宅医療を受けた外来患者数の推移, p 7.（https://www.mhlw.go.jp/toukei/saikin/hw/kanja/17/dl/kanja-01.pdf）

資料集

4）厚生労働省．第7次医療計画おける在宅医療に関する策定状況について．第4回在宅医療及び医療・介護連携に関するワーキンググループ（平成30年5月23日），p24.（https://www.mhlw.go.jp/file/05-Shingikai-10801000-Iseikyoku-Soumuka/0000208211.pdf）

5）厚生労働省．在宅医療及び医療・介護連携に関するワーキンググループにおける検討状況．第12回第8次医療計画等に関する検討会（令和4年8月4日），p9.（https://www.mhlw.go.jp/content/10800000/000972748.pdf）

第8章　地域医療政策と医師～医師偏在対策・専門医制度・働き方改革～

1）厚生労働省．医師・歯科医師・薬剤師調査（～2016（平成28）年）、医師・歯科医師・薬剤師統計（2018（平成30）年～）

2）厚生労働省．2022（令和4）年5月11日　第4回地域医療構想及び医師確保計画に関するワーキンググループ　参考資料1.（https://www.mhlw.go.jp/content/10800000/000936820.pdf）

3）厚生労働省．医師確保計画策定ガイドラインより抜粋.（https://www.mhlw.go.jp/content/000700134.pdf）

4）日本専門医機構．日本専門医制度概報【2020（令和2）年度版】.（https://jmsb.or.jp/wp-content/uploads/2021/03/gaiho_2020.pdf）

索引

索引

地域医療白書第5号

編集委員長
　松村　正巳（自治医科大学地域医療学センター センター長）

編集委員・執筆者
　小谷　和彦（自治医科大学地域医療学センター地域医療学部門 教授）※幹事
　小池　創一（自治医科大学地域医療学センター地域医療政策部門 教授）
　畠山　修司（自治医科大学地域医療学センター総合診療部門 教授）
　阿江　竜介（自治医科大学地域医療学センター公衆衛生学部門 講師）
　村上　礼子（自治医科大学看護学部 成人看護学 教授）
　江角　伸吾（宮城大学看護学群 地域看護学 准教授）

執筆者
　大海　佳子（自治医科大学附属病院 副病院長 看護部長）
　大林　　航（佐賀県唐津保健福祉事務所 所長 兼 健康福祉部医務課　技術監）
　川野亜津子（自治医科大学看護学部 母性看護学 教授）
　鈴木美津枝（自治医科大学看護学部 総合科目 講師）
　髙木　佑介（佐賀県伊万里保健所 所長 兼 国立病院機構嬉野医療センター　糖尿病・内分泌内科）
　藤内　修二（大分県福祉保健部 理事 兼 審議監）
　松本　正俊（広島大学大学院医系科学研究科地域医療システム学　教授）
　白石　裕子（自治医科大学地域医療学センター総合診療部門 助教）
　加藤　常充（自治医科大学地域医療学センター総合診療部門）

アドバイザー
　春山　早苗（自治医科大学看護学部　学部長）

事務局
　上野　真弓（自治医科大学地域医療学センター　地域医療白書事務局）
　秋間　　香（（公財）地域社会振興財団　総務課）
　海老原一幸（（公財）地域社会振興財団　総務課係長）
　大槻　　稔（（公財）地域社会振興財団　事務局次長）
　佐藤　達郎（自治医科大学地域医療推進課　課長補佐）

（　）内 2023（令和5）年3月1日現在

― あとがき ―

　地域医療が議論される今日、重要かつホットなトピックとしてそれに関与する人たちをテーマにしました。今回取り上げた人材は医学・医療の範疇に止まっていることはご容赦頂きたいと思っていますが、もとより、地域医療は多様な職種、さらには国民の参加によって築き上げられるものであり、本書が多くの人々への話題提供にいくらかでも資すれば幸いに存じます。なお、本書が大学生や医学部志望の皆様への参考図書になることも願って、自治医科大学の学部生（秋田拓海さん、漆原昂希さん、遠藤奈々さん、片山あみさん、阪本崇磨さん）から文面へのご意見を頂きました。多方面からのご協力に感謝申し上げます。

本書は自治医科大学と（公財）地域社会振興財団とで共同作成しました。

地域医療白書 第 5 号

2023年3月1日　第1刷発行

発　　行　　自治医科大学
　　　　　　〒329-0498 栃木県下野市薬師寺3311-1
　　　　　　TEL 0285-44-2111（代表）
　　　　　　URL https://www.jichi.ac.jp/

発　　売　　有限会社 随想舎
　　　　　　〒320-0033 栃木県宇都宮市本町10-3 TSビル
　　　　　　TEL 028-616-6605　FAX 028-616-6607
　　　　　　振替 00360-0-36984
　　　　　　URL https://www.zuisousha.co.jp/

印刷・製本　　鈴木印刷株式会社